ACERCA DE LOS AUTORES

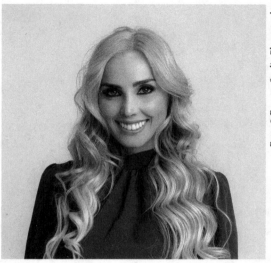

CAROLINA NOVOA Es comunicadora social y periodista de la Universidad Javeriana con máster en Relaciones Internacionales de Columbia University en New York y Sciences Po en Paris. Desde los 17 años trabajó como presentadora de noticias y reportera en Colombia en los canales RCN Televisión y NTN24; luego en Estados Unidos fue presentadora de noticias y reportera de Telemundo y corresponsal de Caracol Radio en Miami. Se convirtió en la única reportera judicial de habla hispana en el sur de la Florida, lo que la llevó a ser nominada varias veces y luego ganadora del Emmy Award.

Además de su carrera televisiva, cuenta con certificación en Nutrición holística, especialización como Health Coach de Medicina Funcional, así como certificaciones en Terapia de Respuesta Espiritual. También es terapeuta en biosanación emocional y thetahealing. Con estas herramientas promueve hábitos de vida saludables en la comunidad hispana de Estados Unidos y en Latinoamérica. Autora del libro El cuerpo grita lo que las emociones callan. Actualmente es directora del programa Salud y algo más de W Radio Colombia.

Instagram: @carolinanovoaarias
@novoanutricion

T0286604

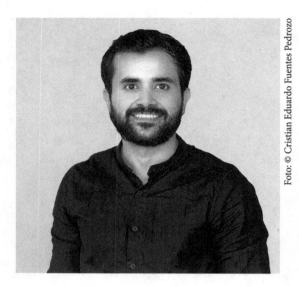

DR. LEONARDO BELLO Médico general de la Universidad Cooperativa de Colombia seccional Santa Marta y especialista en Neurología Clínica de la Fundación Universitaria de Ciencias de la Salud (FUCS) de la ciudad de Bogotá, con entrenamiento en Medicina Funcional de The Institute for Functional Medicine en Estados Unidos.

Cofundador del Instituto Neurológico del Pacífico en la ciudad de Cali y creador de contenido digital con su programa Cerebro IDDEAL. También se ha desempeñado como docente en la Universidad Sergio Arboleda en el programa de Neurorrehabilitación y en la Universidad Javeriana de Cali como docente de Neurología de pregrado y posgrado.

Actualmente atiende su consulta en neurología en la ciudad de Cúcuta y trabaja para diferentes clínicas en los ámbitos público y privado. Además, atiende consultas virtuales para pacientes de habla hispana a quienes ayuda a transformar estilos de vida y prevenir enfermedades del cerebro.

Instagram: @doctor_bello

Que tu vida no sea un dolor de cabeza

CAROLINA
NOVOA

DR. LEONARDO
BELLO

QUE TU VIDA NO SEA UN DOLOR DE CABEZA

Dile adiós a la migraña

Diana

Índice

INTRODUCCIÓN **11**

Carolina Novoa 11

Dr. Leonardo Bello 15

CAPÍTULO 1

¿Por qué duele la cabeza?...**21**

Tipos de cefalea 23

Cefaleas primarias 23

Cefaleas secundarias..24

¿Migraña o dolor de cabeza? 26

¿Por qué me da migraña? 30

¿Por qué me duele la cabeza todos los días?........................ 32

Me duele la cabeza y los exámenes salen normales............. 33

Síntomas de la migraña 34

Tipos de migraña 34

Cefalea 36

Síntomas que acompañan el ataque de migraña 36

Insomnio.. 38

Depresión.. 38

Ansiedad.. 38

Disautonomías.. 39

Síncope..39

Corpalgia..40

Pérdida de la memoria..40

Migraña crónica..**41**

Criterios diagnósticos de la migraña crónica........................41

CAPÍTULO 2

Dolores de cabeza y migraña desde lo emocional **47**

¿Qué me quiere decir la cabeza?...48

Renuncié al trabajo de mis sueños por las migrañas.................52

El neurólogo me dice que todo está bien, pero mis dolores no bajan 59

Tengo un tumor en el cerebro y me quedan pocos meses de vida.......65

CAPÍTULO 3

Cómo mejorar la migraña sin medicina **73**

¿La migraña tiene cura? 73

Historia natural de las enfermedades...75

¿Debo acostumbrarme al dolor de cabeza? 78

Hábitos y rutinas..79

Dormir 81

Comer 86

Eje intestino-cerebro...92

Relación amorosa..97

Hábitos saludables, sí. Restricciones, no. 99

Actividad física, ejercicio y deporte 103

Emociones invisibles 106

CAPÍTULO 4

Relación emocional entre el sistema digestivo y el cerebro 109

Boca..111

Faringe/garganta 112

Esófago 113

Estómago 113

Intestino 115

Hígado 117

Páncreas 118

Recto 119

Ano 119

Conexión entre el sistema digestivo, los dolores de cabeza
y la migraña, desde las emociones 122

El sistema digestivo, el estrés y el dolor de cabeza 124

Vivía con dolor de cabeza hasta que sané mi estómago 126

CAPÍTULO 5

Cuando el remedio se convierte en tu enfermedad **129**

Tratamiento agudo 131

Adicción a los analgésicos 132

Tratamiento crónico 134

No más mentiras 140

Pastillas que pueden producir dolor de cabeza 143

Otras alternativas 144

CAPÍTULO 6

Herramientas desde la biosanación **147**

Alimentación 148

Alimentación desinflamatoria (paleo) por 30 días 150

Dieta de eliminación por seis semanas 155

Herramientas en el trabajo de emociones para mejorar los dolores
de cabeza y las migrañas 157

Tips caseros para mejorar el dolor 159

CAPÍTULO 7

Proceso de sanación de una persona con dolor de cabeza y migraña **161**

Testimonio de Carolina 161

    La conexión emoción y espiritualidad en mi proceso 170

    Mi diario de alimentos y emociones 172

    Mi proceso con el doctor Bello 174

Carolina Novoa desde la visión del doctor Bello 174

Aura 178

Migraña oculta 179

Covid y migraña 182

Migraña-*like* 185

    Causas de migraña-*like* 187

Cafeína 188

CAPÍTULO 8

Diario de migraña **193**

Conclusiones **201**

Bibliografía **205**

Libros y publicaciones periódicas 205

En Internet 207

INTRODUCCIÓN

CAROLINA NOVOA

Tener dolor de cabeza es algo que no le deseo a nadie. No hay nada más incómodo que amanecer con dolor de cabeza, trabajar con dolor de cabeza y, peor aún, permanecer con dolor de cabeza durante todo el día. Pero si analizas un poco más el tema, te darás cuenta de que muchísimas dolencias, angustias o problemas terminan reflejados como un dolor de cabeza.

Mi jefe me echó, me da dolor de cabeza. Me peleé con mi esposo, me da dolor de cabeza. Comí algo que me hizo daño, me da dolor de cabeza. Hay mucho ruido, me da dolor de cabeza. Si tengo estrés, angustia o estoy deshidratada, al final todo termina con un dolor de cabeza. Lo preocupante es que uno aprende a lidiar con esa molestia tan común todos los días y, como vivimos de dolor de cabeza en dolor de cabeza, terminamos normalizándolo. Pero no, señoras y señores, no es normal vivir con dolor de cabeza. Tampoco es normal vivir tomando medicamentos a diario para lidiar con ese síntoma, pues cuando desaparece el efecto, el dolor regresa y volvemos al mismo circulo vicioso. Por eso es que tú estás leyendo este libro en este momento.

Pero, bueno, comencemos como corresponde. Primero me quiero presentar. Mi nombre es Carolina Novoa y soy periodista de profesión, pero los dolores de cabeza fueron, precisamente, el detonante que me llevó a centrarme en mi propia sanación, a apropiarme de mi proceso y certificarme en nutrición holística, *health coaching*, biosanación y terapia espiritual. Hoy me dedico a llevar un mensaje de salud y bienestar al mundo entero para ayudarle a partir de mi propia experiencia y los estudios e investigaciones que he realizado durante buena parte de mis 36 años de vida. Lo que he aprendido es que detrás de cada enfermedad o dolor hay un contexto físico, emocional y espiritual sin resolver. Esto es precisamente lo que quise explicar en mi primer libro, *El cuerpo grita lo que las emociones callan*.

Los dolores de cabeza y las enfermedades relacionadas con el cerebro han desempeñado un papel importante en mi vida. Recuerdo que, siendo niña, mi papá sufría unos fuertes dolores de cabeza que lo hacían pedir medicamentos a los Estados Unidos para poder aliviar el malestar. Recuerdo que, cuando era una niña, mi tío Eric y mi prima Aleja también sufrían con estos dolores. Yo en realidad no entendía muy bien ese dolor del que ellos hablaban, pues de niña lo que me aquejaba a mí era el estreñimiento, pero eso cambió con el paso de los años, después de entrar a trabajar en televisión. Un día, mientras presentaba las noticias de la madrugada en NTN24, sentí un dolor muy intenso de cabeza en la sien izquierda y que se me paralizaba la mitad del rostro. Me tuvieron que llevar a Urgencias, canalizarme y pasarme medicina por el suero, porque el dolor no bajaba con nada. Tuve ese episodio a los 20 o 21 años y no volvió a pasarme nada igual hasta que cumplí 25 y comencé a presentar las noticias de la madrugada en Telemundo, en Miami, Estados Unidos.

Mi horario era complicado. Debía levantarme a las 2 de la mañana y comía muy mal, porque ese horario va completamente en contra del biorritmo natural del organismo. Por eso mi sistema endocrino vivía en estado de alerta constante, por la inflamación que genera ese tipo de estrés sobre el cuerpo. Sin embargo, yo era feliz en mi trabajo y no me importaban los dolores de cabeza: yo solo quería informar y así servir a la comunidad.

Acudí a médicos y nutricionistas. Una dieta estricta mejoró en algo los síntomas, pero sentía que no llegábamos a la raíz real del problema. Fue solo cuando comencé mis estudios de nutrición y un proceso médico con el doctor Carlos Jaramillo, en Colombia, que me apropié del proceso de sanación, reuní más conocimientos con la guía del doctor Jaramillo, y la mejoría fue evidente.

Hasta ese momento puedo decirte que la dieta fue fundamental en mi proceso para sanar los dolores de cabeza y no recuerdo haber tenido que volver a tomar pastillas hasta que me mudé a Nueva York en el 2019. Allí los dolores se volvieron insoportables, pero esta vez todo tenía una explicación diferente y emocional: me enfrentaba a la enfermedad terminal de mi esposo, que tenía un diagnóstico de cáncer en el cerebro. Edgardo, mi esposo, nunca sufrió dolor a pesar de tener tres tumores en su cabeza. Yo, en cambio, sentía todo. Pensarás que estoy loca, pero me daban unas migrañas que me tumbaban a la cama. Por obvias razones era incapaz de quejarme con él, pues mi dolencia era una bobada al lado del cáncer que crecía en su cerebro.

Mis dolores eran tan fuertes que tuve que acudir a un neurólogo cerca de la casa, a escondidas de Edgardo para que no se preocupara. Me sometieron a muchísimos exámenes y hasta a una resonancia magnética, en la que, gracias a Dios, no salió nada raro. El neurólogo me dijo que yo no tenía nada y que solo debía tomar Tylenol (acetaminofén), y que, si el dolor era mucho, unos esteroides, porque no veía nada fuera de lo normal en mi cerebro.

Pese a la fortuna de estar sana, quedé inquieta. Me parecía increíble que esos dolores de cabeza no arrojaran ningún diagnóstico. Pero mi experiencia me permitió entender que TODA ENFERMEDAD TIENE UNA CONNOTACIÓN EMOCIONAL y que mi cuerpo me estaba gritando y pidiendo auxilio por todo el dolor, la angustia y el miedo que estaba enfrentado, y que debería afrontar en los siguientes meses de esa etapa de mi vida.

Ahí comencé el proceso de investigación, apropiación del tema y todo lo que he vivido desde entonces, y que compartiré contigo más adelante.

Lo cierto es que en ese punto yo no entendía si lo mío era dolor de cabeza o migraña, o si ambas cosas eran lo mismo. Para mí se trataba de un malestar que me paralizaba la parte izquierda de la cara hacia el ojo y punto. No tenía ni idea de más y creo que a muchos de los lectores les debe pasar lo mismo, que no saben si es dolor de cabeza, migraña o qué. Y, sobre todo, quizás están como estuve yo, que vivía tomando medicinas para enmascarar el dolor, pero que, cuando bajaba el efecto, este reaparecía.

Ante esta situación y con las dudas que tuve por años, decidí apropiarme del tema e investigar. Me convencí de que nadie mejor que un neurólogo podría sacarnos de las dudas, explicarnos el tema de forma detallada y ayudarnos —tanto a ti como a mí— a sanar los dolores de cabeza.

En este libro contaremos con el honor de tener el conocimiento del doctor Leonardo Bello, neurólogo colombiano, quien en este libro que hemos escrito juntos nos explica la diferencia entre la migraña y el dolor de cabeza. Además, nos entrega herramientas para manejar las cefaleas y detectarlas, así como ejemplos a partir de casos de estudio con sus pacientes. Por mi parte, te brindaré mi experiencia, todo lo que he aprendido en este proceso, herramientas desde la biosanación emocional, la alimentación, los hábitos y el manejo que el doctor Bello me ha dado en mi proceso. También te puedo adelantar que me siento muy bien hoy en día, que estoy libre de esos episodios tan fuertes. Ha sido un proceso que hemos vivido juntos y por eso te lo queremos compartir con mucho amor, y así ayudarnos mutuamente en el proceso de sanación.

DR. LEONARDO BELLO

La migraña se ha convertido en un dolor de cabeza para los médicos, en especial para nosotros los neurólogos, que somos los especialistas en manejar esa enfermedad. En enero del 2004, cuando inicié mis estudios en Medicina (sí, soy "comeaños", ya tengo 36 y casi 20 de estar metido en este universo médico), nunca imaginé que terminaría por convertirme en neurólogo, ni mucho menos que escribiría un libro sobre la migraña, pero acá estoy y quiero compartir mi experiencia y conocimiento contigo.

Este es mi primer libro. He tenido la fortuna de escribirlo de la mano de Carolina, que además ahora es mi paciente. Y como sé que puede que tú no me conozcas, te voy a contar un poco más acerca de mí. Mi nombre es Leonardo Bello, soy —como dice mi padre— modelo 87, colombiano y médico neurólogo. Estudié Medicina en la hermosa ciudad de Santa Marta, y siempre he tenido la misma dificultad con mis pacientes, porque aparento menos edad. Apenas entran al consultorio me preguntan: "¿Usted es el neurólogo? ¿Pero qué edad tiene?". Me dejo la barba larga, para ponerme años. Quizás eso tenga que ver con el imaginario que tienen las personas con respecto a los neurólogos. Nos imaginan a todos canosos, con barba, bata larga y una cabellera despeinada, como la que llevaba Albert Einstein.

Comencé mis estudios de Medicina el 12 de enero del 2004. Soy buenísimo para recordar fechas exactas, casi con la hora precisa, por eso no olvido cuando me gradué como médico el 4 de diciembre del 2009, en el hotel Santamar. Si fuera romántico diría que tuve el mar de testigo, pero no soy romántico y creo que los neurólogos en general no lo somos. Más adelante te contaré cómo somos quienes nos especializamos en esta rama de la Medicina. Si comparo lo que hace 20 años ofrecía la ciencia para la migraña con lo que existe hoy en día para tratar esta enfermedad, puedo ver que a la fecha ya existen miles de opciones para tratar y mejorar los dolores de cabeza y demás síntomas de la migraña, ya sea con fármacos o terapias alternativas.

Pero quiero comenzar este libro explicándote qué hace un neurólogo hablando acerca de la migraña. La Neurología es la rama de la Medicina que estudia el sistema nervioso y sus trastornos, es decir, cualquier enfermedad que afecta a las neuronas. Por eso tratamos enfermedades como el alzhéimer, el párkinson, las demencias, la epilepsia, las neuropatías, la esclerosis múltiple y la migraña, entre muchas otras más. Quizás algunas de esas enfermedades te suenan familiares o las hayas escuchado nombrar. Tal vez todas te parezcan terribles, y sí, en realidad lo son, lastimosamente. Ninguna tiene cura, de ninguna se sabe su causa o su origen, pero todas tienen tratamiento. Algunas son progresivas y catastróficas, otras son más fáciles de manejar y tienen un mejor pronóstico. Entre estas te adelanto que la migraña, que es una enfermedad en donde hay un problema con el circuito del dolor trigéminovascular* (durante el libro te explicaré más acerca de esto que suena tan complicado), es de todas las que te nombré la

---

* El nervio trigémino es la estructura nerviosa encargada de llevar la información sensitiva de toda la cabeza hacia el cerebro. 'Vascular' se refiere a los vasos sanguíneos que están dentro del cráneo.

que tiene mejor pronóstico. Cuenta con miles de soluciones tan sencillas como poner horario para las comidas, bajar de peso o mejorar la higiene de sueño y, también, por qué no, tomar un fármaco, entre muchas otras.

Me gusta la neurología porque es una especialidad en la que no solo nos enfocamos en cuidar y atender el cerebro, sino que debemos observar todo el cuerpo. Te quiero contar un poquito de mi historia y de cómo llegó a gustarme esta disciplina. En noveno semestre de Medicina, en el año 2008, vi Neurología como materia durante un semestre completo. Me la dictó un *neurocirujano*, el doctor Arturo Makacio, un gran experto en su área, pero no me gustó, porque la neurocirugía, aunque suene muy parecido a neurología, es una especialidad muy diferente. Las especialidades médicas se dividen en clínicas y quirúrgicas. La neurología es una especialidad clínica, eso quiere decir que no operamos. No me gustan los quirófanos porque cuando era estudiante tenía dificultades para operar. No tengo habilidad quirúrgica, o sea, se me hace difícil desde ponerme los guantes para operar hasta tomar unas pinzas o hacer una sutura, y por eso no me gusta la cirugía. En ese entonces, cuando me gradué como médico, mi objetivo era estudiar Medicina Interna o Radiología (dos especialidades clínicas). Me presenté varias veces a muchas universidades en Colombia y Venezuela, pero no lograba pasar para poder estudiar la especialidad (los médicos llamamos 'residencia' a la etapa en la que se estudia una especialidad médica).

En el año 2013 me trasladé a Bogotá con el objeto de estudiar Radiología. Tomé un curso de entrenamiento para hacer el examen de residencia médica de la Fundación Universitaria de Ciencias de la Salud (FUCS) y empecé a trabajar en el hospital San José, sin pensar que ese iba a ser mi hospital durante los siguientes 4 años. Hacía turno de 2 p.m. a 9 p.m., me levantaba a las 7 de la mañana a estudiar hasta las 11, y luego hacía el almuerzo, tomaba una siesta de media hora y me iba caminando al hospital, pues vivía a cuatro cuadras (eso en Bogotá es supercerca), y me sentía como en un pueblo. Esa fue mi rutina durante un año, mientras me entrenaba para poder hacer la residencia.

Durante una tarde de trabajo llegó una paciente de 70 años que presentaba debilidad en la mitad de su cuerpo desde hacía seis horas. Además, presentaba dificultad para hablar y comer, y tenía vértigo al punto de no ser capaz de caminar. De inmediato le mandé tomar una tomografía (TAC) de cráneo, pero el resultado salió normal. Los exámenes de sangre que solicité también resultaron normales. En vista de que no tenía ni idea cuál era el diagnóstico de la paciente, decidí interconsultar con el Servicio de Neurología, que llegó inmediatamente. Recuerdo muy bien que el residente de turno empezó a examinar a la paciente al lado mío y con solo auscultar y hacer algunas preguntas pudo dar rápidamente con el diagnóstico. Eso me pareció increíble y es lo que más me gusta de la neurología, solo con hablar y examinar al paciente, en la mayoría de los casos, se puede llegar a un diagnóstico. La señora tenía síndrome de Wallenberg, que es un tipo de trombosis cerebral muy rara, y el diagnóstico se confirmó con una resonancia cerebral.

Así fue como me enamoré de la neurología. Bastó una hora para que me gustara, fue como amor a primera vista. Por eso este libro es también un vehículo para expresar mi amor por la neurología, en especial por mis pacientes. Decidí unirme a Carolina para poder enseñarte —a partir de su caso—, que es real, cómo manejar la migraña de manera práctica y sencilla.

NOTA

La información presentada en este libro
es de carácter divulgativo y no debe ser tomada
como un diagnóstico médico ni psicológico.
Ni los autores del libro ni la editorial se hacen
responsables de los potenciales perjuicios
ocasionados por la omisión a esta advertencia.

*

CAPÍTULO 1

¿Por qué duele la cabeza?

POR: *DR. LEONARDO BELLO*

Bueno, ahora sí voy a empezar a hablar como médico, pero seré claro y práctico, como soy también en mis redes sociales. Pero, tranquilo, que no te voy a enredar con nombres extraños y te voy a definir cada término para que no te confundas. Para comenzar te quiero aclarar que el término 'cefalea' es el nombre técnico para cualquier tipo de dolor de cabeza. Así que, de aquí en adelante, también me voy a referir al dolor de cabeza como cefalea. La cefalea es un término genérico, no específico, y no indica una enfermedad: es como decir dolor de estómago o fiebre. Es un síntoma de algo que está pasando y hay que buscar siempre su causa, no solo tomar una pastilla para el dolor y ya. Entonces, cada vez que te duela la cabeza, hay que buscar la causa para modificarla y dar un tratamiento específico. Al dolor de cabeza hay que ponerle el apellido, como se dice en medicina, para saber de qué enfermedad estamos hablando; por ejemplo: cefalea tensional, cefalea por abuso de analgésicos o cefalea tipo migraña. Es importante saber qué tipo de dolor de cabeza es, para poder darle un tratamiento efectivo, pues en caso de no saberlo, corres el riesgo de estar tomando un analgésico (medicamento para el dolor) para calmar el malestar, pero este nunca se irá.

En la cabeza hay muchas estructuras que pueden doler, no solo el cerebro. Pero sin duda preocupa mucho una cefalea, porque el cerebro sí puede verse afectado en algunos casos. Sin embargo, y para ser sinceros de entrada, el cerebro no duele. Sí, así como lo lees: el cerebro no duele (sé que has escuchado la frase: "Me duele el cerebro". Pero esto es incorrecto), a menos que se toque o afecte el área especializada para el dolor en el cerebro, que está ubicada en el lóbulo parietal. Por ejemplo, si tienes un tumor en la cabeza que presiona el lóbulo parietal vas a experimentar sensaciones dolorosas, de quemazón, de adormecimiento o corrientazo en alguna parte del cuerpo, incluida la cabeza. Otro ejemplo de lesiones del lóbulo parietal son los traumas en la cabeza o las trombosis cerebrales.

Te voy a mencionar, de afuera hacia adentro, qué estructuras en el cráneo producen dolor de cabeza:

- Cuero cabelludo
- Tejido celular subcutáneo
- Fascia muscular
- Hueso del cráneo
- Meninges
- Vasos sanguíneos
- Nervios craneales sensitivos

La misión que tengo como neurólogo en la consulta es identificar de dónde viene tu dolor de cabeza, cuál de las estructuras anteriormente mencionadas es la que está afectada o alterada y te está generando la cefalea.

TIPOS DE CEFALEA

Ahora bien, los dolores de cabeza son primarios o secundarios. Una cefalea primaria es un conjunto de dolores de cabeza causados por una hiperactividad (aumento de la actividad) de las vías craneofaciales del dolor. Por ejemplo, la cefalea tensional o la migraña. Una cefalea secundaria es un grupo de dolores de cabeza que aparece cuando otra enfermedad estimula las vías del dolor craneofacial. Por ejemplo, la cefalea por trauma craneal o la cefalea por hipertensión arterial.

Cefaleas primarias

- **Migraña:** Es la protagonista de este libro. Es el tipo de cefalea por la cual más nos consultan a los médicos. Además, es la más incapacitante y genera, en promedio, unos 6 días de incapacidad al año. Es más frecuente en las mujeres, con una relación de 3:1 frente a los hombres.
- **Cefalea tensional:** Es el tipo de dolor de cabeza más común en todo el mundo. Es el tipo de cefalea menos grave y la que más fácil se quita con algún medicamento. Se cree que sucede porque hay un compromiso de los músculos del cráneo, como si estos se tensionaran o se contrajeran con fuerza y hacen doler la cabeza.
- **Cefalea trigémina autonómica:** Es muy parecida a la migraña, pues su dolor se presenta a un solo lado de la cabeza. Este tipo de dolor es de mayor intensidad y de corta duración. Puede generar otros síntomas en la cara como caída del párpado, enrojecimiento, calor o hinchazón facial.
- **Otros tipos de cefaleas primarias:** Aquí se incluyen varios tipos de dolor de cabeza, muchos de los cuales seguramente has experimentado a lo largo de tu vida, pero que no son graves ni necesitan tratamiento. Por ejemplo, el dolor de

cabeza que se puede presentar por la actividad física o actividad sexual, cuando tomas una bebida bien fría y se te "congela el cerebro". También está la cefalea por presión externa, como cuando usas una gorra o visera que aprieta; y la cefalea punzante primaria, que es una sensación de punzada fuerte o corrientazo que sientes en la cabeza y dura algunos segundos.

Cefaleas secundarias

- **Cefalea atribuida a traumatismo craneoencefálico y/o cervical:** Es el dolor de cabeza típico de las personas que han sufrido golpes en la cabeza, por ejemplo, en un accidente de tránsito. A ellas les puede quedar como secuela un dolor de cabeza diario e incluso se puede volver permanente. Para que ocurra esto, el golpe no debe ser necesariamente fuerte o contundente. A veces puede presentarse este síntoma incluso con traumas leves. Lo común es que esta cefalea se quite con el tiempo.

- **Cefalea atribuida a vasculopatía craneal y/o cervical:** El ejemplo clásico para este tipo de dolor es la ruptura de un aneurisma cerebral que produce una cefalea súbita que, por lo general, viene acompañada de otros síntomas, como la pérdida de conciencia o las convulsiones. Otro ejemplo es la trombosis cerebral, que en un 30 % cursa con dolor de cabeza, o la trombosis de los senos venosos cerebrales, que genera cefalea casi en el 100 % de los casos.

- **Cefalea atribuida a trastorno intracraneal no vascular:** Un tipo de trastorno intracraneal frecuente que genera dolores de cabeza son los tumores cerebrales, en especial aquellos grandes que producen inflamación del cerebro y comprimen estructuras cerebrales. También está la hipertensión endocraneana, que además de producir cefalea, puede cronificar la migraña, es decir, volverla crónica.

- **Cefalea atribuida a administración o privación de una sustancia:** Este tipo de dolor de cabeza es muy común en las personas que comen por fuera los fines de semana. Es decir, que es consecuencia de condimentos y sustancias presentes en bebidas y comidas a las que no están acostumbradas, y que unas horas después producen cefalea. La privación de sustancia da en aquellas personas que, como por ejemplo yo, dejan de tomar café por un día y les da dolor de cabeza.

- **Cefalea de origen infeccioso:** Este dolor es típico en la meningitis, que es una infección del tejido que recubre el cerebro, llamado meninges.

- **Cefalea atribuida a trastorno de la homeostasis:** El ejemplo claro es la hipertensión arterial (HTA). En esta enfermedad, cuando suben las cifras tensionales a niveles muy altos o se elevan con rapidez, el resultado es un dolor de cabeza intenso. El tratamiento para esto es dar un medicamento para bajar la presión arterial.

- **Cefalea o dolor facial atribuido a trastornos del cráneo, cuello, ojos, oídos, nariz, senos paranasales, dientes, boca u otra estructura facial o cervical:** La más frecuente de estas cefaleas es la sinusitis, que produce dolor de cabeza en la frente. Se trata de una infección en los senos paranasales, estructuras encargadas de calentar el aire que respiramos y que están alrededor de la nariz. También las infecciones en los dientes o en los oídos pueden generar cefalea. Asimismo, los problemas en la columna, especialmente en la parte posterior del cuello, contracturas o espasmos de los músculos, pueden generar dolor de cabeza.

- **Cefalea atribuida a trastorno psiquiátrico:** Es bastante frecuente que las enfermedades mentales generen cefalea. Mente y cuerpo son uno solo, y las vías del dolor se conectan con el sistema límbico, que es la estructura que por lo general se ve afectada en las enfermedades de origen mental, especialmente aquellas que alteran las emociones, como la depresión o el trastorno de ansiedad.

Como ves, la migraña es tan solo un tipo de dolor de cabeza de los muchos que existen en la clasificación internacional de cefaleas. Es una cefalea primaria y es del tipo de dolores que más vemos los neurólogos. Sin embargo, una persona con migraña también puede tener una cefalea secundaria asociada, como, por ejemplo, cefalea por abuso de analgésicos o cefalea por hipertensión endocraneana (de esto te hablaré más adelante). Una persona con migraña también puede tener otro tipo de cefalea primaria asociada, aunque este último escenario es poco común.

¿MIGRAÑA O DOLOR DE CABEZA?

La migraña es una enfermedad y la cefalea hace parte de los síntomas de la migraña. A mí me encanta definir todo para saber de qué estamos hablando, así que voy a definir qué es enfermedad.

Enfermedad: Conjunto de signos y síntomas que obedecen a una causa.

Basados en la definición anterior, se puede definir a la migraña de la siguiente manera:

Migraña: Es una enfermedad neurológica de curso crónico (crónico se refiere a una enfermedad o síntoma que se padece por mucho tiempo) y que se caracteriza por la susceptibilidad de la persona a tener dolores de cabeza recurrentes acompañados de otros síntomas.

Aquí otra definición para que te quede todo más claro:

Aura: Déficit neurológico focal unilateral, transitorio y auto-limitado que dura de 5 a 60 minutos, el cual puede aparecer antes, durante o después de un ataque de cefalea en una persona con migraña.

Hay muchos tipos de aura, te menciono los más frecuentes:

- Aura visual (fenómeno de fortificación en el campo visual, a manera de manchas o figuras luminosas.)
- Aura sensitiva (adormecimiento de una parte del cuerpo)
- Aura motora (dificultad para mover una parte del cuerpo)

El fenómeno de fortificación es el tipo de aura más frecuente en las personas y aparece en el 90 % de los casos de migraña con aura. Puede comenzar como un pequeño agujero de luz, a veces con líneas en zigzag o en formas geométricas brillantes en el campo visual.

Ahora entiendes cuando tu médico te pregunta: "Tienes migraña con aura o migraña sin aura". Tener migraña con aura predispone a la persona a tener áreas de microtrombosis[*] en el cerebro o en el peor de los casos a cursar con un infarto migrañoso. Pero no te asustes, por fortuna eso es muy raro que ocurra. Seguramente me querrás preguntar: "Doctor, ¿cómo así que un infarto migrañoso?", así que procedo a explicarte. El cerebro también se infarta. Esto no es exclusivo del corazón. Hay infarto

----

[*] Se trata de pequeñas trombosis cerebrales que afectan a los vasos sanguíneos menores de 1 mm.

cerebral, infarto del miocardio, infarto intestinal, infarto retiniano, etc. Cualquier tejido vivo en el cuerpo se puede infartar. Así que, volvamos a las definiciones.

Infarto: Muerte o pérdida de la vitalidad de un tejido debido a la pérdida o déficit del aporte de oxígeno por parte de los vasos sanguíneos.

De acuerdo con la anterior definición, cualquier tejido del cuerpo se puede infartar si se obstruye un vaso sanguíneo por un coágulo o trombo (por eso llaman trombosis a la formación de un trombo en un vaso sanguíneo del cerebro), así como por la ruptura de un vaso sanguíneo (por eso también le dicen derrame cerebral). Ambos fenómenos producen un infarto cerebral o un infarto en cualquier tejido. Ya sea trombosis o derrame cerebral, se le conoce en medicina con la sigla ACV (ataque cerebrovascular), así que para evitar la fatiga y no seguir extendiéndome en la explicación, una persona con migraña puede llegar a tener un ACV. Pero, te repito, por fortuna eso no es común y se puede prevenir.

Antes de que se me olvide y para que quede más claro, un vaso sanguíneo es el tejido encargado de llevar o recoger sangre en todo el cuerpo. Los que llevan la sangre con oxígeno se llaman arterias y los que recogen la sangre ya usada sin oxígeno se llaman venas. Hay trombosis arteriales y trombosis venosas, estas últimas son más raras en el cerebro. Quiero explicar como si fuera un capítulo de *Plaza Sésamo* con el mayor detalle y claridad posibles, pues parto del hecho de que no sabes nada de medicina, aunque estoy seguro de que algunos de los conceptos o los conoces o los has oído nombrar.

Sigamos, que esto se pone aún mejor.

¿Qué tiene que ver el ACV con la migraña? Bueno, no te dije lo del ACV por asustarte. Lo que pasa es que las arterias cerebrales tienen mucho que ver con la migraña y con la producción del dolor de cabeza. Ellas, junto con el nervio trigémino y los vasos sanguíneos, forman el complejo trigeminovascular, que hace parte de la fisiopatología de la migraña.

Fisiopatología, otra palabra rara de los médicos.

Fisiopatología: Comportamiento biológico de las células durante el proceso de enfermedad. O sea, es la forma de entender cómo aparecen los síntomas en las enfermedades.

El dolor en cualquier parte del cuerpo se percibe a través de un nervio periférico (calma, que ya te explico qué es un nervio periférico). ¿Recuerdas las estructuras de la cabeza que pueden hacerla doler? Pues bueno: estas tienen unos receptores sensitivos especializados del dolor que conectan con ramas terminales del nervio trigémino que es el que lleva la información del dolor hasta el cerebro. Para ser más exactos, hasta el lóbulo parietal del cerebro donde está el área cortical especializada en hacerte consciente del dolor.

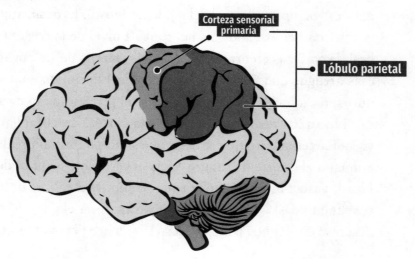

La corteza cerebral del lóbulo parietal es la encargada de interpretar todos los estímulos sensitivos del cuerpo, desde cosas agradables, como un masaje en la espalda o un beso de tu pareja, hasta algo tan doloroso como una quemadura. Es decir, él hace consciente el estímulo sensitivo y puede generar respuestas fisiológicas como la risa y el llanto.

¿POR QUÉ ME DA MIGRAÑA?

Aquí un poco sobre la fisiopatología de la migraña. Como te mencioné antes, el complejo trigeminovascular, o sea nervio trigémino y vasos sanguíneos, son los protagonistas de la producción del dolor de cabeza en la migraña. Hay muchas teorías en cuanto a la fisiopatología de la migraña y ninguna se contradice, por el contrario, creo que todas se complementan y aquí te voy a explicar en qué consisten para que puedas comprender por qué te duele la cabeza y cómo aparecen los síntomas.

Todo inicia con la depresión cortical propagada (DCP), que es un proceso de excitación que tienen las neuronas (las células que hacen parte del sistema nervioso y que son la unidad funcional y estructural principal del tejido nervioso). Es decir, aumenta la actividad eléctrica de las neuronas a nivel de la corteza cerebral (la corteza cerebral es la capa más externa del cerebro y son esas arrugas que se ven en las imágenes) durante algunos minutos, para luego relajarse. Durante el proceso de DCP hay un cambio en los vasos sanguíneos de la corteza cerebral llamado vasodilatación (esto quiere decir que se amplía su calibre, lo que aumenta el aporte de sangre hacia el cerebro), seguido de una fase de vasoconstricción (o sea que disminuye el calibre de los vasos sanguíneos) y es allí donde puede aparecer el aura debido al descenso en el flujo de sangre. A su vez, la DCP libera unos agentes químicos como el óxido nítrico, el ácido araquidónico, el potasio y el péptido relacionado con el gen de la calcitonina, que van a irritar las terminales nerviosas del nervio trigémino que se ubican en los vasos sanguíneos. Esta irritación del nervio trigémino por estos agentes inflamatorios es lo que ocasiona el dolor de cabeza.

Y hasta aquí la teoría trigeminovascular de la migraña. Espero que no haya sido tan enredada, porque a veces ni los neurólogos entendemos todo eso, pero para dejártelo más claro te dejo la siguiente imagen.

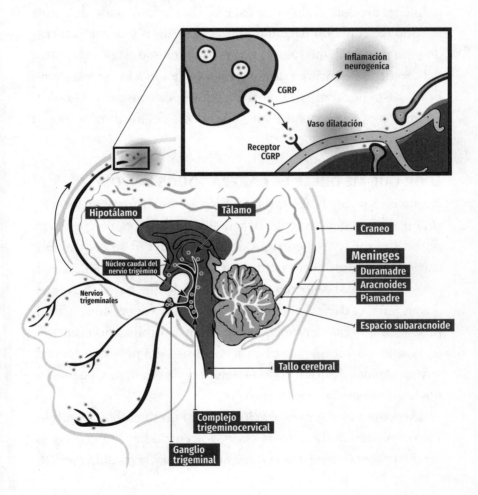

La imagen muestra el nervio trigémino y sus tres ramas principales; una de sus ramas (la rama superior) inerva los vasos sanguíneos intracraneales, es decir, lleva los estímulos nerviosos a los vasos sanguíneos. En el *zoom* de la imagen, se ve una terminal nerviosa del trigémino junto con un vaso sanguíneo llamado arteria. Cuando se da el ataque de migraña, en esa unión del nervio trigémino y la arteria se liberan varias sustancias inflamatorias como el CGRP (gen relacionado con el péptido de la calcitonina), lo que genera una vasodilatación, y es esto lo que finalmente produce el dolor de cabeza. Esta información de dolor la conduce el nervio trigémino hasta el cerebro y en ese recorrido pasa por el tálamo (que es una estructura que está en el centro del cerebro y se encarga de enviar información a la corteza cerebral), hasta llegar al lóbulo parietal que hace consciente el dolor y también puede generar llanto por cuenta del mismo.

¿POR QUÉ ME DUELE LA CABEZA TODOS LOS DÍAS?

Bueno esto puede tener varias explicaciones y trataré de ser claro. En algunas personas que tienen dolores de cabeza recurrentes por la migraña, las neuronas del sistema nervioso central encargadas del dolor están tan excitadas permanentemente, que envían una señal dolorosa sin necesidad de que haya un ataque de migraña, es decir, sin necesidad de que haya depresión cortical propagada. A este fenómeno se le llama sensibilización central. Esto quiere decir que las neuronas del sistema nervioso central envían señales de dolor todo el tiempo y de esa manera generan una cefalea constante a la persona.

Así como hay sensibilización central también hay sensibilización periférica. El sistema nervioso central hace referencia al cerebro propiamente dicho, o sea el encéfalo y la médula espinal.

Cuando uno habla de sistema nervioso periférico, se refiere a los nervios circundantes, como el que tienes en el codo y que cuando te pegas sientes un corrientazo. Ese es un nervio periférico. Más adelante te hablaré del sistema nervioso autónomo también, pero, bueno, de regreso al tema de sensibilización periférica, resulta que cuando se da la DCP y se liberan las sustancias inflamatorias que irritan las terminales nerviosas del trigémino, como el óxido nítrico, todas las ramas del nervio trigémino quedan tan irritadas y generan ondas de dolor aún sin la presencia de los agentes inflamatorios del DCP. A eso se le llama sensibilización periférica e implica que el paciente queda con cefalea a diario y que gran parte del cráneo y el cuero cabelludo se tornan muy sensibles al tacto y un simple roce de la ropa o sábanas genera mucho dolor.

ME DUELE LA CABEZA Y LOS EXÁMENES SALEN NORMALES

Es una lástima, de verdad, pero el dolor no se puede ver, no se puede cuantificar y no existe ningún aparato que mida el dolor; por eso no existe hasta el momento un examen que diagnostique la migraña. Sí se pueden pedir exámenes en el estudio de migraña, y en la mayoría de los casos se van a necesitar exámenes, pero estos no se realizan para confirmar la presencia de una migraña, sino que se hacen con el objetivo de descartar otras enfermedades.

Existen varios estudios que se pueden hacer, como exámenes de sangre o de orina. El más común que se pide en estos casos es un estudio de imagen cerebral, ya sea una tomografía de cráneo simple o una resonancia cerebral simple. Las dos son iguales de importantes y en la gran mayoría de los casos de migraña el resultado debe salir normal. Pero, como les digo a mis pacientes, que el examen salga normal no quiere decir que no tengan nada. Hay que entender que la ciencia tiene un límite y los exámenes no lo pueden ver todo, ni saber todo. Así que, si tienes migraña, todos tus exámenes van a salir normales a menos de que tengas otras enfermedades asociadas como diabetes, dislipidemias o hipotiroidismo.

SÍNTOMAS DE LA MIGRAÑA

Antes de comenzar a hablar acerca de los síntomas de la migraña, quiero mencionarte los tipos de migraña que existen de acuerdo con la clasificación internacional de cefaleas en su última edición del 2018.

Tipos de migraña

- Migraña sin aura
- Migraña con aura
- Migraña con aura típica
- Aura típica sin cefalea
- Migraña con aura del tronco del encéfalo
- Migraña hemipléjica
- Migraña retiniana
- Migraña crónica
- Estado migrañoso
- Aura persistente sin infarto
- Infarto migrañoso
- Crisis epiléptica desencadenada por aura migrañosa
- Migraña probable
- Un grandísimo etcétera

Estos son los principales tipos de migraña. En la clasificación internacional de cefaleas hay muchos más, pero no te preocupes por el nombre exacto, eso déjaselo a tu neurólogo. Tampoco te asustes por los términos raros y preocupantes que aparecen en la lista, como crisis epiléptica desencadenada por aura migrañosa, pues es muy raro ver algo así. En toda mi práctica médica nunca he visto una crisis epiléptica por un ataque de migraña. Seguro viste infarto migrañoso, y sí, es el mismo del que hablamos, el ACV producto de una migraña, y no me canso de repetir que es algo infrecuente y que se puede prevenir. Más adelante te hablaré sobre la migraña crónica, que es la que resalté. Sigamos ahora con los síntomas.

La migraña usualmente inicia durante la adolescencia o la juventud, sobre todo en la segunda década de la vida. Pero también hay casos en los que comienza durante la infancia. En los niños, el dolor de cabeza no es lo que caracteriza la migraña y podemos ver otros tipos de síntomas que llamaremos *síndromes episódicos* y que pueden asociarse con la migraña. Son los siguientes:

- Trastorno gastrointestinal recurrente
- Síndrome de vómitos cíclicos
- Migraña abdominal
- Vértigo paroxístico benigno
- Tortícolis paroxística benigna

Si tienes un hijo o un niño cercano que presenta alguno de los síntomas mencionados, no quiero que pienses en migraña de inmediato. Primero, de la mano de un pediatra, se deben descartar otras enfermedades. Después, ya se puede sospechar de una migraña, pero siempre con el acompañamiento de un neurólogo pediatra.

CEFALEA

El 60 % de las personas con migraña van a experimentar dolor de cabeza con las siguientes características:

- Unilateral: Usualmente en un lado de la frente o alrededor de un ojo
- Pulsátil: Como si sintieran el corazón dentro de la cabeza
- Dolor que dura de 4 a 72 horas
- Dolor de alta intensidad

¿Qué sucede con el otro 40 % que no tiene esas características del dolor de cabeza y que muchas veces son diagnosticadas con otro tipo de cefalea (como cefalea tensional) y reciben otros tratamientos que no les ayudan a controlar el malestar? Con el paso del tiempo la cefalea en la persona con migraña puede cambiar y tener otras características, y eso hace que se pueda confundir el diagnóstico.

SÍNTOMAS QUE ACOMPAÑAN EL ATAQUE DE MIGRAÑA

Aquí empieza lo bueno. No te imaginas la gran cantidad de síntomas que acompañan a la migraña. La cefalea es el más común y se da en más del 90 % de los pacientes, pero adicionalmente hay un montón. Veamos los más frecuentes:

Fotofobia: Molestia ocular al exponerse a un estímulo luminoso excesivo, a diferencia de la fotosensibilidad, que es la molestia ocular a la luz ambiente, un síntoma propio de la meningitis.

Fonofobia o sonofobia: Molestia auditiva al exponerse a un estímulo sonoro fuerte.

Osmofobia u olfactofobia: Sensibilidad excesiva a los olores. Este síntoma aparece solo en el 30 % de las personas con migraña, pero su presencia tiene un alto valor en el diagnóstico del ataque de migraña.

Náuseas y vómitos: No hace falta definirlo, porque pienso que todos hemos vivido estos síntomas. Generalmente se presenta alguno de los dos síntomas cuando se tiene un ataque fuerte de migraña.

Otros síntomas que pueden aparecer durante un ataque de migraña son la debilidad, el malestar general, el vértigo, el tinnitus y la taquicardia.

Estos que te nombro son los síntomas que acompañan a los ataques de cefalea de la migraña, pero también hay unos que se conocen como síntomas prodrómicos (es decir que preceden un ataque de migraña). Algunos de estos son: somnolencia, irritabilidad, pérdida del apetito y mareos. Algunos pueden persistir y permanecer incluso después del ataque de cefalea. Esto es lo que llamamos síntomas posdrómicos. Algunos son: fatiga, somnolencia o sueño, debilidad, tristeza y pérdida de memoria. Todos estos síntomas se van resolviendo con el paso de las horas o los días.

Ahora bien, como la migraña es una enfermedad crónica, el paciente presenta síntomas durante muchos años, aparte de los ataques de cefalea. Existen otros síntomas que aparecen en el transcurso de la enfermedad y que muchas veces se comportan como una comorbilidad (trastorno o enfermedad que acompaña o complica la enfermedad primaria, como, por ejemplo: un infarto del corazón puede desarrollar una falla cardiaca y edema pulmonar). Voy a mencionarte los más frecuentes y a definirlos.

Insomnio

Una cosa es tener el hábito de acostarse tarde y otra cosa es el insomnio propiamente dicho. Según la clasificación internacional de trastorno del sueño, el insomnio se define como la dificultad para iniciar el sueño, así como el mantenimiento, la duración y la calidad del mismo. Usualmente el insomnio aparece en personas con migraña crónica que muchas veces van a necesitar de un medicamento que les induzca el sueño.

Depresión

La depresión no es solo llorar o tener ganas de llorar. Cuando se tiene una depresión, el cerebro no es capaz de interpretar ninguna emoción distinta a la tristeza. Esto quiere decir que una persona con depresión se puede exponer a muchas emociones como alegría, amor, miedo, sorpresa, seguridad, pero solo va identificar la tristeza y será la única con la que podrá comunicarse con su entorno. En la depresión también hay irritabilidad, negativismo, pérdida del interés para hacer actividades de la vida diaria o para vivir experiencias que previamente eran placenteras, como practicar un deporte, comer, ver una película, ir a una fiesta, interactuar con otras personas, entre otras.

Ansiedad

No hablo de ansiedad por comer, eso es otra cosa. Acá me refiero a un trastorno de ansiedad secundario a la migraña. Este es un tema bastante complejo y el motivo radica en que es muy difícil de identificar, porque la ansiedad es una gran simuladora. Con esto no quiero decir que la persona simule los síntomas, sino que en la ansiedad el cerebro reproduce una realidad que no existe. Por ejemplo, puede dar dolor en el hombro, pero no hay una lesión que lo explique o se puede generar llanto en el paciente o ánimo bajo, sin que haya una depresión que lo explique.

Otro escenario aún más difícil es cuando la persona sufre un trastorno de ansiedad generalizada. En este caso la ansiedad produce dolores de cabeza recurrentes, incluso muy parecidos a la migraña, que llevan a un diagnóstico de migraña, pero en realidad lo que se tiene es un trastorno de ansiedad y el paciente recibe un tratamiento que no mejorará sus síntomas.

Disautonomías

Estos son síntomas que se presentan en el cuerpo debido a la pérdida del control del sistema nervioso autónomo. Este es un sistema que no dominamos de manera consciente y está encargado del control de parámetros vitales como la frecuencia cardiaca, la tensión arterial, la movilidad intestinal, la erección del pene, la sudoración, entre muchas otras. Si hay disautonomías pueden aparecer síntomas como aumento de la frecuencia cardiaca (taquicardia) cuando la persona está en reposo, o disminución de la tensión arterial, a tal punto de que la persona pueda tener un desmayo, entre muchos otros.

Síncope

El síncope (popularmente conocido como desmayo) se define como una pérdida del nivel de conciencia de manera súbita, autolimitada* y de corta duración. Es poco común en las personas con migraña, pero usualmente se debe a las disautonomías provocadas por esta enfermedad y que te expliqué en el párrafo anterior.

---

* Es una enfermedad que dura lo que define su propio patrón de características y no otros factores.

Corpalgia

En la migraña no solo duele la cabeza, también hay dolores en otras partes, como en el cuello, brazos o espalda, e incluso puede doler todo el cuerpo. Esto se denomina corpalgia. Muchas personas terminan con diagnóstico de fibromialgia, que es otro tipo de enfermedad en donde se producen dolores en todo el cuerpo sin una razón que la ciencia pueda explicar con exactitud y, al igual que en el caso de la ansiedad, los pacientes reciben tratamiento para esa enfermedad y no para la migraña, sin ver real mejoría en sus síntomas.

Pérdida de la memoria

Es usual que cuando se tiene un dolor constante o permanente se presente la pérdida de la memoria. Esto se da porque la atención se fija la mayor parte del tiempo en el dolor y se pierde el cuidado sobre las actividades de la vida diaria. En la migraña crónica, con el tiempo, se pierde la habilidad para almacenar información nueva y por esto muchas veces la persona empieza a tener dificultades en el trabajo. Como no existen pastillas para la memoria ni oxigenantes cerebrales, la solución es quitar la migraña con un tratamiento efectivo, que es el propósito de este libro.

No todas estas comorbilidades se deben tratar con pastillas, porque terminamos cometiendo otro error común y es la polifarmacia, es decir, el consumo excesivo de medicamentos. Como médico, considero personalmente que tomar más de tres medicamentos distintos (o sea, un medicamento para el dolor, otro para el colesterol y otro para la tiroides) es sinónimo de que tienes un mal estado de salud. Los medicamentos no son malos, por el contrario, son de gran ayuda, pero no son soluciones absolutas a los problemas de salud. Si aparece un síntoma o una comorbilidad de las anteriores, se debe evaluar muy bien qué tanto afecta la calidad de vida de la persona, para así poder formular la medicina correcta.

MIGRAÑA CRÓNICA

Esta parte del capítulo la dedicaré a la migraña crónica. Vuelvo a las definiciones.

Crónico: Que se padece por mucho tiempo.

Pero, ¿qué es mucho tiempo? Definir el tiempo es algo muy subjetivo. Para mí un año puede ser mucho tiempo, pero para otra persona un mes es mucho tiempo.

Migraña crónica no significa que una persona lleve muchos años con la enfermedad, se refiere a que la persona cursa con cefalea de características migrañosas muchas veces al mes. Hay unos criterios diagnósticos que definen mucho mejor esta condición.

Criterios diagnósticos de la migraña crónica

- Cefalea que dura por un período de 15 días o más al mes durante más de 3 meses.
- Ocurre en pacientes con diagnóstico de migraña con o sin aura.
- Al menos 8 días o más al mes los episodios de cefalea tienen características migrañosas o ceden con el tratamiento específico para migraña.
- Se deben descartar otras causas de cefalea.

La importancia de este diagnóstico no radica en solo ponerle el nombre y asustar al paciente y ya (porque cualquier persona se asusta al enterarse de que tiene una enfermedad crónica); la verdadera importancia de diagnosticar una migraña crónica radica en saber la causa de su cronicidad, ya que el tratamiento cambia en este tipo pacientes. A continuación, te mencionaré las causas más frecuentes de migraña crónica que cuentan con evidencia científica.

Hipertensión arterial

La hipertensión arterial (HTA) no produce síntomas —por eso la llaman la enemiga silenciosa—, a menos de que las cifras tensionales estén muy elevadas, por ejemplo 180/120 mmhg, o que el aumento de la tensión arterial sea súbito. En esos casos sí pueden aparecer síntomas como cefalea, mareos, náuseas o vómitos. Sin embargo, en las personas que mantienen cifras tensionales elevadas de manera constante, uno de los síntomas puede ser la cefalea, y es posible que una migraña ya establecida se vuelva crónica. Hay personas que no saben que tienen HTA, es la cefalea la que las obliga a consultar y es ahí cuando se hace el diagnóstico. Otro caso común es que la persona ya sabe que tiene HTA, no toma los medicamentos o los toma de forma irregular, y a causa de eso tiene un dolor de cabeza permanente. Al ser una enemiga silenciosa que puede presentarse sin síntomas o con síntomas leves, pueden aparecer complicaciones tardías como un infarto del corazón o un ACV, que no solo son las peores, sino también las de mayor mortalidad.

Hipertensión endocraneana

La hipertensión endocraneana, endocraneal o intracraneal es el aumento de la presión en la bóveda craneana. Hay muchas causas para esta condición como, por ejemplo, un tumor, una trombosis venosa o un hematoma subdural, pero cuando aparece una migraña lo usual es que se asocie a hipertensión endocraneal benigna*. La hipertensión endocraneana benigna aparece generalmente en mujeres jóvenes y obesas; es raro encontrarla en hombres. Tranquilas, chicas, que los hombres nos enfermamos de otras cosas.

Obesidad

Este es un tema muy delicado, porque toca lo estético y la salud. A ningún paciente le menciono el tema de entrada en la primera consulta, a menos que este lo mencione o tenga preocupación por su peso. Aclaremos algo desde ya. Una persona obesa de por sí ya es una persona con una enfermedad. Una persona obesa y sin conciencia de su obesidad es una persona que está aún más enferma. No es claro aún por qué la obesidad puede generar una migraña crónica. Algunos creen que se da por hipertensión endocraneana y otros por un proceso inflamatorio que se da por el exceso de tejido adiposo, que es donde se deposita la grasa.

Trastornos afectivos

Obedecen a trastornos del orden mental o psiquiátrico, y se vinculan a alteraciones en el ánimo. Es usual que en personas con cuadros de ánimo bajo, como la depresión, la migraña se haga crónica. Cabe resaltar que hay patologías psiquiátricas que generan dolores de cabeza y confunden el diagnóstico de migraña, como el trastorno de ansiedad, el trastorno afectivo bipolar y la esquizofrenia.

---

* El término benigno significa "bueno". Es decir, que no es algo grave, progresivo o que ponga en riesgo la vida de la persona.

Apnea del sueño

Cuando dormimos disminuyen todos nuestros parámetros vitales, como la frecuencia cardiaca, la respiración, la tensión arterial y la temperatura. En el caso de la respiración, esta puede disminuir a tal punto que podemos dejar de respirar por unos segundos. A esto se le llama 'apnea'. Cuando está apnea dura más de 10 segundos y se da más de 5 veces en una hora mientras dormimos, se le denomina apnea del sueño, y se puede convierte en una enfermedad llamada síndrome de apnea e hipopnea del sueño (SAHOS). Como toda enfermedad, tiene unos síntomas que se caracterizan por cefalea matutina (o sea que da en las mañanas o la persona despierta con dolor de cabeza), somnolencia durante el día, fatiga, dificultad para memorizar, depresión, ansiedad, entre muchos otros.

Sensibilización central y periférica

Estos dos fenómenos pueden ocurrir en cualquier persona con migraña, ya sea con aura o sin aura. Usualmente aparecen por la falta de un tratamiento profiláctico[*] o por un tratamiento deficiente en contra de las crisis de dolores de cabeza.

Abuso de analgésicos

Esto requiere una mención especial y te lo explicaré más a fondo en el capítulo: "Cómo mejorar la migraña sin medicina".

Dolores de cabeza que parecen migraña

Que un tratamiento no funcione en un paciente no quiere decir que sea malo, sino que quizás la enfermedad que se está tratando no sea la que realmente está padeciendo la persona.

---

[*]   Un tratamiento médico que evite la aparición de las crisis de una enfermedad.

En la medicina existe algo que llamamos diagnósticos diferenciales y que se refieren a enfermedades que se parecen, pero no son las mismas.

El principal diagnóstico diferencial de la migraña son las cefaleas trigeminoautonómicas, que son un grupo de cefaleas primarias que dan un dolor muy característico en solo un lado de la cabeza. Pero, a diferencia de la migraña, estas cursan con dolor de alta intensidad y la duración es menor —usualmente desde unos pocos minutos y puede repetirse varias veces al día en unos horarios específicos—. La más conocida de ellas es la llamada cefalea en racimos.

Hay otro grupo de cefaleas secundarias que se parecen mucho a la migraña y que se llaman migraña-*like*. De hecho, el dolor es igualito al de la migraña. A este grupo de cefaleas secundarias pertenecen las enfermedades autoinmunes, de las cuales la más común es el lupus eritematoso sistémico, que da síntomas en todo el cuerpo y a nivel neurológico. En estos casos, la cefalea es el síntoma más frecuente a nivel del sistema nervioso central.

Tampoco debemos olvidar que las enfermedades mentales también dan dolor de cabeza con mucha frecuencia. Depresión, ansiedad, trastorno afectivo bipolar y esquizofrenia están dentro de las más frecuentes en presentar este síntoma. Está descrito en algunos estudios que el 30 % de las personas con trastorno afectivo bipolar (TAB) cursa con migraña asociada; yo la llamaría una migraña-*like* también asociada a TAB.

Para finalizar, es importante que sepas que el diagnóstico de migraña lo debe hacer un neurólogo en su consulta. Tal vez en la primera consulta no se pueda saber con certeza que se trata de migraña, pues no hay un examen específico para esta enfermedad. Así que el protocolo a seguir será ordenar varios tipos de exámenes y que los resultados salgan dentro de los rangos normales. Recuerda que, una vez hecho el diagnóstico, deberás iniciar un tratamiento específico para la migraña. Si este falla, es muy importante revaluar el diagnóstico y tener en cuenta otras causas de las cuales pueda provenir el dolor de cabeza.

CAPÍTULO 2

Dolores de cabeza y migraña desde lo emocional

POR CAROLINA NOVOA

Me atrevería a decir que para un terapeuta —o al menos para mí— no existe nada más enriquecedor que el contacto diario con los pacientes, pues es de ellos que más he aprendido a lo largo de mi vida laboral.

Cuando era periodista y hacía reportería, el contacto con víctimas y victimarios me enseñó muchísimo, sobre todo a no juzgar y ver que toda historia tiene diferentes caras y que por eso es tan importante contrastar la información, acudir a expertos, escuchar ambas partes e indagar más allá de lo que nos muestran.

Lo mismo sucede cuando llega un consultante a trabajar conmigo en su acompañamiento emocional. Desde el primer momento en que lo tengo enfrente se convierte en un maestro que viene no solo con ganas de sanarse, sino que trae consigo una historia y un contexto importantísimo por desmenuzar.

Los médicos diagnostican, recetan y tratan las enfermedades, pero quienes acompañamos estos procesos desde el trabajo de hábitos y emociones apoyamos el camino al escuchar, comprender y sobre todo guiar con herramientas al alcance de quien las necesita.

Yo felicito siempre a quien decide tomar una terapia alterna a su acompañamiento médico, pues esas personas tienen ganas de ir a la raíz del diagnóstico y no se quedan solo con lo que les dijo el médico. Con esto no quiero decir que el médico esté equivocado; es más, siempre exijo que antes de verme a mí hayan tenido un diagnóstico con un especialista, que durante nuestro tiempo de trabajo ellos acudan a todas sus citas y que siempre se tomen todas las prescripciones médicas que les hayan sido recetadas. Pero lo que sí me parece superimportante es que en ninguna situación de nuestras vidas debemos quedarnos con una sola opinión ni tampoco conformarnos solo con los medicamentos que nos mandan. No obstante, este despertar de conciencia solo sucede cuando entendemos que la enfermedad es el resultado de una situación pasada o una emoción reprimida que no hemos resuelto, y que el cuerpo nos grita y nos pide auxilio para que le prestemos atención y sanemos de raíz. Recuerden siempre que *el cuerpo grita lo que las emociones callan.*

¿QUÉ ME QUIERE DECIR LA CABEZA?

Cuando compramos un carro siempre estamos pendientes de que el motor funcione bien, de cambiar el aceite a tiempo y de echarle la mejor gasolina para su óptimo funcionamiento. Aun así, en algún momento el carro se nos puede apagar porque falla la batería. Eso mismo sucede con nuestro cerebro, pues al ser el epicentro de las funciones de nuestro cuerpo, si él falla, todo nuestro sistema nervioso —los movimientos, los pensamientos, la forma en que reaccionamos ante diferentes situaciones— fallará también.

Cuando tienes estrés, estás lleno de trabajo, estás cansado, dormiste mal o tuviste un episodio tremendo de mal genio, ¿qué parte del cuerpo te duele? Lo más seguro es que me respondas que la cabeza. Por eso estamos acá el doctor Bello y yo, por eso escribimos este libro, porque la cabeza es un órgano tan importante y delicado que debemos aprender a cuidarlo para mantener una salud integral. Y porque, además, es, junto con el estómago, el que más afectado se ve por nuestras angustias y malos hábitos.

Si te alimentas mal, tienes una alergia alimenticia, tuviste un cambio rápido de temperatura, tienes problemas hepáticos, dormiste mal, estás cansado o tienes anemia, entre muchas condiciones, lo más seguro es que uno de los síntomas que más te aqueje sea el dolor de cabeza. Y ni qué decir a nivel emocional: si estás angustiado, estresado, peleaste con tu jefe, te sientes abrumado, la cabeza siempre saldrá afectada. Lo primero que deberíamos hacer al tener un problema, de cualquier índole, es gestionar nuestras emociones a tiempo, reconocerlas y manejarlas. En cambio, lo que hacemos es ignorarlas y desconocer lo que nos sucede, sin tener en cuenta que toda ansiedad se acumula y puede desencadenar dolores de cabeza y problemas de salud aún más delicados.

Como biosanadora emocional, este tema es el que me compete y quiero explicarte un poco qué sucede con nuestra cabeza desde mi experiencia y oficio. En la biodescodificación de emociones se busca el significado emocional de cada enfermedad, para así poder sanarla de raíz. Para hacer esto debemos ir a la infancia de la persona, pues la vida de cada uno de nosotros ha sido marcada por diferencias culturales, por nuestros padres, por creencias religiosas, que nos hacen ver la vida de manera particular y única. Es más, podemos tener hermanos y ellos pueden tener un concepto de la vida completamente diferente del nuestro. Si bien lo dice la misma palabra, al descodificar estamos descubriendo un mensaje oculto. Entonces, debemos ir al origen de nuestra vida y comenzar a desarticular el dolor de raíz.

Cuando hablamos de la cabeza, hablamos del órgano que nos representa. Es el que marca nuestra individualidad y por el que nos reconocen. Cuando algo falla con ella, inconscientemente sentimos que algo está fallando con nosotros mismos, como si estuviéramos desautorizándonos. En el caso de las migrañas sucede algo aún más particular y es que ocurren sobre todo en personas que quieren ser perfectas y que se exigen mucho a sí mismas. Es por esto que cuando la cabeza duele es fundamental prestarle atención, porque nos está queriendo decir algo, porque hay algo relacionado contigo que no estás pudiendo abordar y la forma en que el cuerpo te grita es a través del dolor para que le prestes atención.

Si notas, son muchos los factores que pueden desencadenar una cefalea, pero por lo general los ignoramos y nos limitamos a tomar una pastilla y ya está. Pero como la idea es que en este capítulo todo te quede claro, vamos a enumerar las causas principales a nivel emocional para que se desencadene una migraña. La idea es que te detengas un momento y veas si alguno de estos puntos te suena:

- Te sientes desvalorizado en lo intelectual, sientes que no eres suficiente y que el trabajo o la labor que realizas te exige demasiado. Te sientes mal si alguna decisión tomada por ti tiene consecuencias inesperadas.
- Se te dificulta encontrar soluciones a los problemas y le exiges más de lo normal a tu cerebro para que ante una situación o dificultad busque rápido una solución. Si te fijas, en este caso,

al sobrexigirle a tu cerebro, este puede causar dilataciones que afecten y te generen dolores de cabeza.

- Le das muchas vueltas a una misma situación y no avanzas. Te quedas en el problema, pensando más de la cuenta, y no dejas que el cerebro descanse en ningún momento.

A esto se suma algo muy interesante que le leí[*] al biodescodificador español José Ricardo Rodulfo Cano sobre las partes exactas donde nos duele la cabeza, teniendo en cuenta simbología emocional asociada al sistema de meridianos que utiliza la Medicina Tradicional China.

1) Dolor de cabeza frontal: Esta zona de la cabeza es recorrida por el meridiano del estómago, por lo que si el dolor se manifiesta en ese sector puede estar relacionado con algo que preocupa y que es difícil de digerir.

2) Dolor de cabeza lateral: Esta zona está recorrida por el meridiano de la vesícula biliar, y está relacionada con la toma de decisiones.

3) Dolor de cabeza occipital (parte de atrás del cráneo): Por esta zona pasa el meridiano de la vejiga, que está relacionado con conflictos de territorio, es decir, trabajo, grupo de amigos o algo relacionado con tu territorio.

4) Dolor de la zona superior de la cabeza: Una rama interna del meridiano del hígado llega hasta la zona superior de la cabeza. Se asocia con el sentimiento de frustración e impotencia o rabia.

---

[*]   https://www.saludricard.com/descodificacion-cefalea-migrana-dolor-de-cabeza/

Entonces, teniendo en cuenta que la cabeza es tu identidad, que representa tu individualidad, y también a la cabeza del hogar y por ende a tu padre, que en ella están tus pensamientos y la capacidad de síntesis y que se relaciona con la representación de tu imagen y de tu yo, cuando sientas dolor de cabeza o un ataque de migraña, hazte estas preguntas y luego repite las siguientes afirmaciones:

- ¿Qué estoy tratando de solucionar que no me deja tranquilo?
- ¿Qué ideas no paran de rondar mi cabeza todo el tiempo?
- ¿Qué concepto tengo de mi padre o de las personas con roles de autoridad?
- ¿Estoy buscando soluciones y no las encuentro?

A continuación, respira profundo y repite en voz alta frente a un espejo:

- Me amo y me acepto como soy.
- Soy un ser perfecto, humano y divino. Valgo como el ser que soy.
- Tengo la autoridad en mi vida y me reconozco como tal.
- Siempre pienso en mi bienestar y organizo mis ideas para mi bien mayor.
- Soy el capitán de mi vida y la comando con amor.

RENUNCIÉ AL TRABAJO DE MIS SUEÑOS POR LAS MIGRAÑAS

Michelle tiene 29 años y es madre de dos niñas y un varón. Desde que tiene uso de razón siempre ha sentido un dolor en la sien derecha y, aunque le decía de niña a su mamá que le dolía la cabeza, ella no le ponía atención y le daba una pastilla para el dolor.

Creció tomando a diario medicina para el dolor. Ella cuenta que apenas se levantaba lo primero que hacía era tomarse dos pastillas para el dolor de cabeza y un vaso de agua. Así pasaron los años. Salió del colegio e ingresó a la universidad a estudiar Economía, pues su pasión por los números era total. Sin embargo, cada vez que tenía un dolor de cabeza, perdía la capacidad de hacer incluso las sumas más simples por el dolor tan insoportable que sufría. Durante su adolescencia y el tiempo de universidad, nunca fue al médico para tratar los dolores, únicamente asistía a su chequeo anual al ginecólogo, pero nada más.

Para ella, dejar de salir a una fiesta por una migraña era normal; pasar los fines de semana con las cortinas abajo era normal; permanecer encerrada le parecía normal; además aprovechaba ese tiempo para estudiar y seguir siendo la mejor estudiante en la universidad. Ante este panorama, era evidente que no tenía pareja ni le interesaba tenerla. En Bogotá, donde estudió, tampoco tenía familia. Toda su familia era de Popayán y por su buen desempeño había sido becada para estudiar en la capital y debía mantener sus calificaciones para no perder la beca.

Cuando llegó el semestre en el que debían hacer las prácticas, tuvo la fortuna de aplicar a varias empresas y en todas fue aceptada. Sin embargo, ella decidió irse a una firma de consultoría de alto prestigio donde se prestaba ayuda a empresas multinacionales en crisis. Ese era el trabajo de sus sueños y allí terminó. El volumen de trabajo era sumamente pesado y los horarios muy extensos. Había días en que no tenía tiempo de comer y el cambio de rutinas le afectaba muchísimo sus dolores de cabeza. Sumado a eso, todos sus compañeros eran hombres y la trataban de una forma muy fuerte. Se sentía maltratada y humillada, pero quería demostrar que era capaz de permanecer ahí y ser contratada apenas se graduara de la universidad, para así tener garantizado un puesto de trabajo.

Venía de una familia numerosa. Eran ocho hermanos y ella la única mujer y, además, la mayor. Se sentía responsable de darle ejemplo a los menores y demostrarles a sus padres que la inversión que estaban haciendo para mantenerla mientras estudiaba en Bogotá valía la pena.

Así transcurrió el semestre de la práctica, entre horarios locos, cargas laborales extremas y un dolor de cabeza que cada vez la afectaba más.

Con el paso de las semanas el dolor de cabeza ya no solo la encerraba en su casa los fines de semana, sino que le generaba muchísimo vómito e inapetencia, por lo que comenzó a perder peso a pasos agigantados. Con 165 centímetros de estatura y un peso usual de 53 kilos, bajó a 46 en pocos meses. Esto preocupó a su mamá, que un día la llamó por video y la vio ojerosa, cansada y con un semblante marchito. Pero no todo fue malo para Michelle en ese momento de su vida. Mientras trabajaba en la consultora, una mañana al subir al ascensor, se encontró a un chico que no había visto antes. Se trataba de Diego, el nuevo practicante y quien se convertiría en su futuro esposo. Comenzaron a hablar y desde ese momento se hicieron buenos amigos, pues tenían muchas cosas en común y, sobre todo, ambos eran muy entregados al trabajo.

Pasaron los meses, se hicieron novios y Diego le propuso matrimonio. Aún eran muy jóvenes. Mientras hacían los preparativos de la boda, Michelle quedó embarazada de su primera niña. Pensaríamos que todo era perfecto en su vida, pero las migrañas eran cada vez más agudas y ella, por no aburrir a Diego, nunca le contó de esos episodios crónicos que tenía y que en el embarazo empeoraron, pues su médico no la dejaba consumir medicamentos para el dolor sino solo tratamientos naturales que según ella no servían para nada.

Tanto Diego como Michelle fueron contratados por la consultora y ambos permanecieron ahí hasta que nació su tercer y último hijo, y cuyo embarazo hizo que a ella la incapacitaran durante todo el último trimestre, por las migrañas tan insoportables que tenía.

Michelle recuerda un día en que salía de su casa después de dejar todo listo y a las niñas en el colegio, cuando comenzó a ver borroso y se preocupó, pues no podía enfocar bien. Le pareció que quizás le había caído crema en uno de los ojos y que por eso estaba viendo así. Sin embargo, cuando se iba a subir al bus que la transportaba a la oficina, se desmayó y terminó en un centro de salud. Cuando despertó, Diego estaba junto a ella muy angustiado y sin entender qué sucedía ni por qué su mujer embarazada había terminado en Urgencias. La tuvieron más de ocho horas bajo observación y canalizada con suero. Finalmente, las enfermeras le dijeron que debían remitirla a Medicina Interna y a un gastroenterólogo, porque pensaban que además de migraña, tenía gastritis o úlcera.

Muy preocupados, pidieron las citas médicas de inmediato y por fortuna se las dieron para esa y la siguiente semana. Cuando fueron al médico, le ordenaron reposo y le recomendaron no regresar al trabajo hasta después de completar su licencia de maternidad. Tres meses después del nacimiento de su hijo, como dictaba la ley entonces en Colombia, regresó a trabajar. Los dolores de cabeza no mejoraban y cada vez estaba más irritable. Dormía poco, porque el bebé se levantaba con hambre a medianoche y sus hijas eran bastante inquietas. El cansancio, sumado al dolor de cabeza crónico, empeoró sus episodios. El vómito era cada vez más frecuente y en la oficina ya estaban preocupados al ver que Michelle pedía permiso varias veces al mes para quedarse en casa. Como era de esperarse, decidieron terminarle el contrato.

Esto fue desgarrador para Michelle. El trabajo al que le había puesto tanto empeño durante años, donde se sentía realizada, donde había logrado adaptarse, ya no hacía parte de su vida. Además, ahora tenían tres hijos y deberían mantener el hogar únicamente con el sueldo de Diego. Los episodios de Michelle se incrementaron hasta que, nuevamente, una noche después de cenar, continuó vomitando y terminó de nuevo en un centro de salud. Allí la dejaron ingresada más de 24 horas y Diego tuvo que encargarse de los niños y poner en riesgo su trabajo.

La mamá de Michelle me seguía en redes sociales y un día, desesperada, me contactó y me pidió que la atendiera por FaceTime, pues Michelle estaba en la clínica por uno de sus episodios de migraña. Sin embargo, Michelle no quiso pasar a verme y dijo que no creía en nada alterno a la ciencia y que era imposible que yo la pudiera ayudar.

Siempre que tengo a una persona recomendada para tomar terapia, insisto en que primero se le pregunte a ella si está dispuesta a tomarla, porque para mí el primer paso para la sanación es tener la voluntad y la disposición, tener fe en el proceso y querer hacerlo. Si Michelle no quería, me era imposible ayudarla.

Pasó casi un año y medio antes de que la propia Michelle me escribiera para pedirme una sesión. A mí ya se me había olvidado todo lo ocurrido y la atendí sin saber que era ella. Venía completamente desesperada; recuerdo que incluso uno de sus ojos se le veía más apagado que el otro y me dijo que estaba a punto de cometer una locura porque ya no soportaba los dolores y ningún médico daba con lo que tenía. Le pedí paciencia y le dije que para sanar debía contarme primero su historia y luego tendríamos que indagar en sus hábitos, sus rutinas y su pasado, para saber de dónde venían las migrañas.

Lo primero que le pregunté es cómo se sentía y me dijo que derrumbada, porque las migrañas estaban acabando con su vida y sus sueños. Que ya no toleraba ni siquiera a sus propios hijos por los dolores de cabeza tan fuertes que le daban, y que había perdido su trabajo por tantas incapacidades. Entonces le pregunté qué le había dicho su neurólogo y para mi sorpresa me respondió: "A mí no me ha visto el neurólogo, solo el médico internista". Me quedé fría, helada. ¿Cómo era posible que con esos episodios Michelle no hubiera sido remitida a Neurología? Yo no entendía, pero, bueno, la explicación que me dio fue que el médico tratante le dijo que estaba destinada a tomar medicina para evitar los dolores y que la tomara desde temprano para prevenir que se agudizaran a lo largo del día.

Cuando hablamos sobre su dieta, me comentó que nunca le habían pedido eliminar ningún alimento y que ella compraba productos congelados y enlatados porque no sabía cocinar, y además tenía niños pequeños que preferían los cereales y los paquetes de papas y golosinas. Solo con estos datos me di cuenta de que estábamos frente a una migraña que muy seguramente estaba siendo causada por una mala alimentación y que, de ser así, al mejorar sus hábitos, iba a ceder.

Durante la primera sesión no quise indagar más, porque quería comprobar si ajustando su alimentación íbamos a ver algún cambio. Le expliqué lo dañinos que son el azúcar y los refrescos; le hice una explicación detallada sobre cómo funciona nuestro sistema y le pedí que se diera la oportunidad de eliminar lácteos, gluten, azúcar y todos los ultraprocesados de su cocina durante

15 días. Pensé que me iba a refutar algo, pero con una sonrisa me aseguró que haría todo al pie de la letra.

No pasó más de una semana cuando recibí un mensaje de Michelle en el que me contaba que había ocurrido un milagro, pues llevaba más de 48 horas sin dolor de cabeza, lo cual me demostraba que lo que generaba los ataques era, en efecto, una mala alimentación.

Cuando se cumplieron los 15 días tuvimos nuestra cita y me compartió que solo había tenido dolor de cabeza 4 de los 15 días. Le pedí que comprara un diario o una agenda y que a partir de ahora anotara día a día qué comía y qué cosas atípicas sucedían en su vida diaria que pudieran desatar una migraña. Así comenzamos a trabajar y lo hicimos durante cuatro meses consecutivos, viéndonos dos veces por mes. Fue sorprendente ver la manera como su proceso avanzaba y cómo ella misma empezó a identificar, gracias a su diario de alimentos y hábitos, lo que le sentaba mal y, emocionalmente, qué situaciones la hacían sentir preocupada, angustiada, triste y con rabia.

El caso de Michelle es muy común. Cuando nuestra alimentación no es natural ni está diseñada acorde a nuestras necesidades, los dolores de cabeza se vuelven muy comunes y es más difícil identificar qué alimento te hace daño. Esto lo explicaremos más adelante en un capítulo destinado a entender la relación que existe entre el intestino y el cerebro.

Mi recomendación para ti, si has sufrido dolor de cabeza después de comer algún alimento, es que intentes anotar en tu agenda diaria qué comiste durante el día y qué te desató la migraña; esto podrá darte luces de lo que está sucediendo. Puede ser que tengas una alergia, una intolerancia o que se te dificulte procesar —como a la mayoría de los humanos— alimentos ultraprocesados que nuestro organismo no tolera bien, pues son, literalmente, chatarra que vende la publicidad.

Para resumir el caso de Michelle, le pedí que visitara a un neurólogo y de la mano con él comenzamos a trabajar su caso. Efectivamente sus dolores de cabeza eran digestivos y por eso debe llevar una dieta estricta, baja en azúcar, sin colorantes, enlatados ni ultraprocesados. Ella confiesa que cada vez que se antoja de pecar, el dolor vuelve a reaparecer y se agudiza.

Algo más que nos sirvió en su caso fue incorporar caminatas diarias de 20 minutos y tomar 3 litros de agua en el día, lo cual ha mejorado de manera notoria sus dolores y su digestión.

EL NEURÓLOGO ME DICE QUE TODO ESTÁ BIEN, PERO MIS DOLORES NO BAJAN

Marcela llegó desesperada a su primera sesión conmigo. Tomaba casi tres pastillas diarias y tenía mucho dolor. Llegó a mi consulta remitida por un médico funcional.

Recuerdo la cara de dolor que tenía Marcela el día en que nos vimos por primera vez a través de Zoom. Cuando le pregunté cómo estaba, me dijo que desesperada y que no podía vivir un día más con esos dolores de cabeza que la estaban matando y que le iban a causar un divorcio si no sanaba pronto, pues su marido ya no aguantaba que ella siempre estuviera enferma y de mal humor.

Marcela me contó que trabajaba como locutora de radio y que a veces el mismo ruido de los audífonos la afectaba tanto que debía dejar el programa por los fuertes dolores de cabeza que le generaba. Tenía una hija de 4 años que le preguntaba por qué siempre estaba de mal genio y con dolor, si las mamás de sus amiguitas no eran así. Esto la destrozaba y por eso decidió buscar una alternativa para el dolor.

Hablamos de sus hábitos alimenticios y de sus rutinas. A simple vista era una mujer que se alimentaba muy bien, hacía ejercicio cinco veces por semana, meditaba y tenía un trabajo estable. Esto hacía aún más complejo el caso, pues por encima se veía que era una mujer con buenos hábitos y que su dolor de cabeza no estaba relacionado con la alimentación.

Venía remitida por un médico funcional, gran amigo mío, quien le había dado un protocolo de alimentación bastante estricto para sanar los dolores de cabeza. El protocolo le sirvió por varios meses, pero luego dejó de funcionarle.

Marcela había pasado por resonancias magnéticas, neurólogos, médicos bioenergéticos, y afortunadamente todos los exámenes habían salido normales, pues ella llegó a pensar que tenía un tumor o algo extraño, así que pensó que el malestar se debía al ritmo periodístico del día a día y todo lo que significaba producir un programa, buscar a los entrevistados, llegar a casa y cumplir sus tareas de mamá y de esposa.

Ante un panorama así, en el que la persona come bien, hace ejercicio, medita y además trata de mantenerse saludable, decidí irme a la raíz de todo lo que le pasaba y le pedí que me permitiera ir más allá de lo que había indagado para que juntas comenzáramos a mirar desde su infancia si existía algún trauma o situación que ella no había logrado procesar aún. Muy abierta de mente y con inmensas ganas de sanarse, Marcela accedió y comenzamos a trabajar su caso desde lo emocional y espiritual.

Recordó que cuando tenía 4 años su familia entró en bancarrota, pues su padre y su tío tenían una empresa textilera, pero decidieron separarse y perdieron muchísimo dinero. Ella aún no había entrado al colegio, pero ante esta situación tuvieron que enviarla a uno colegio donde fue muy infeliz, pues sus compañeras de estudio le hacían *bullying*.

Desde pequeña era acelerada y no le gustaba socializar mucho, pues era más bien tímida. Como era hija única, había crecido con toda la atención de sus padres, y confiesa que cuando no le ponían atención, se atacaba a llorar y hacía que las cosas cambiaran a su antojo. Algo que no le funcionó por muchos años más, pues sus padres se separaron cuando cumplió 7 años y tuvo que irse a la casa de su abuela donde también vivía un tío soltero, sus abuelos, y ahora ella y su madre.

Seguía yendo al mismo colegio y tenía muy buenas calificaciones, pero cuando bajaba alguna de las notas recibía castigos fuertes por parte de su padre, quien dejaba de llevarla de paseo los fines de semana, que era el único momento que tenía para compartir con él. En una ocasión perdió una materia y su papá le dijo que no volvería a verla hasta que recuperara esa materia, pues él no lidiaba con mediocres y la única obligación de ella era ser la mejor del salón. Para él, todos los que no fueran los mejores eran perdedores.

Marcela le tenía pánico a su papá. Era un hombre superestricto, fuerte y, además, malhablado cuando se enojaba. Había maltratado a su madre durante varios años y recordaba que siempre la golpeaba en la cabeza con el puño. Mientras Marcela me relataba esa historia, decidí interrumpirla y preguntarle en qué parte le pegaba exactamente su papá a su mamá, y su respuesta fue: "Aquí en la sien izquierda, donde me duele a mí". Quedé helada. Inmediatamente pensé que lo que Marcela tenía era un trauma de infancia; sin embargo, decidí continuar en la sesión hasta que terminara de contarme su historia.

Sumado a que sus padres eran separados y a que ella vivía en casa de los abuelos, la relación con su papá fue enfriándose cada vez más, sobre todo cuando su padre comenzó a salir con otras mujeres y luego decidió convivir con una pareja que en un principio pareció ser amorosa, pero con el paso de los años mostró su verdadera cara al hacerle desplantes y humillaciones constantes frente a las demás personas. En una ocasión la escuchó diciéndole a su padre que cada vez que Marcela estaba de visita su vida se arruinaba, pues era una bastarda y no la soportaba. Que si las cosas seguían así, quizás ella prefería irse de la casa.

Su padre y su madrastra vivían de pelea en pelea. Siempre se gritaban y su padre también la golpeaba. Cuando le pregunté a Marcela en dónde eran los golpes, me dijo que puños en la cara y en la cabeza, igual que a su mamá. Es decir, estábamos ante un segundo caso de maltrato en la cabeza por parte de su papá, que además Marcela había presenciado. Era muy claro a nivel emocional que aquí existía un trauma y que ese dolor era algo no resuelto entre Marcela y su padre. Por eso decidí centrarme en la relación con él y comenzar a buscar la raíz desde ahí.

Le pedí que para la siguiente sesión me trajera una foto impresa de su papá, para que pudiéramos trabajar sobre él. Ella me envió esa misma tarde la foto de su padre y a la siguiente sesión la llevó para trabajar con ella.

Se veía como un hombre fuerte, de cejas pobladas, nariz aguileña y ceño fruncido. Se notaba que tenía un carácter recio, que era muy elegante y vanidoso.

Marcela llegó llorando a la sesión. Cuando le pregunté qué pasaba, me dijo que buscando la foto de su padre había sentido mucha melancolía, porque recordaba momentos de su infancia que aún le dolían. Le pedí que cerráramos los ojos y nos diéramos cinco minutos para meditar y tranquilizar la cabeza. Durante ese tiempo, hicimos una meditación guiada. Cuando terminó estaba más calmada y así comenzamos nuestra sesión.

Como primer ejercicio, y sabiendo que iba a ser doloroso para ella, le dije que íbamos a tomar la foto de su padre y que ella me lo iba a describir. Como te conté en el párrafo anterior, a mí me había parecido un hombre fuerte, elegante, de carácter y vanidoso, pero para ella todo fue completamente distinto. Ahí está la importancia de la percepción que tenemos de una persona, dependiendo del contexto desde donde la veamos.

Me dijo: "Veo a un hombre cruel, herido, lleno de traumas sin sanar. Un hombre que a punta de gritos y maltrato quiere esconder la realidad que lleva en su corazón y se desquita con las mujeres. Un padre que hizo lo mejor que pudo desde las herramientas que tenía. Que trató de educar a una hija para la excelencia, sin darse cuenta de que lo único que yo buscaba era ser feliz, no perfecta. A mi papá le enseñaron que los golpes e insultos eran la mejor herramienta de control, y así fue como me educó a mí y como trató a mi mamá. Siempre quiso imponernos su voluntad, y mientras las cosas salieran a su manera, nos amaba y respetaba. Pero cuando algo salía distinto de lo que él esperaba, solo venían gritos, insultos y golpes. Hoy que tengo un esposo tan amoroso e incondicional, veo que para ser padre no son necesarios los golpes ni las humillaciones. Mi hija es una niña feliz y disfruta muchísimo su vida".

Al terminar la sesión de una hora le pregunté cómo se sentía y me dijo que tenía un calambre extraño en la cabeza, pero que el dolor había disminuido. Le pedí que se diera la oportunidad de tranquilizarse, tomar mucha agua durante ese día y descansar. Además, le puse de tarea de escribirle una carta a su padre en la que se desahogara y le agradeciera todo lo que él había hecho, pues gracias a él, ella era una mujer talentosa y bien educada, y una madre amorosa con su hija. Le dije también que no había necesidad de entregarle a él esa carta, que era un ejercicio personal.

Su siguiente sesión debía haber sido en un mes, pero como a los veinte días recibí un mensaje en el que me contaba lo difícil que le estaba resultando escribirle la carta a su padre. Que cada vez que se sentaba a escribir, siempre sucedía algo, le dolía la mano, la llamaban de la emisora, mejor dicho, puro autosaboteo inconsciente para no llevar a cabo el proceso de perdón. Esto es algo muy normal que nos sucede a todos. Finalmente logró escribirla y cuando llegó a la sesión quiso compartirla conmigo en voz alta y lloró muchísimo; se desahogó y al finalizar la sentí mucho más tranquila.

Le pedí que hiciera un ejercicio de perdón a sí misma. Es muy sencillo y a todos nos puede servir. Debía repetir en voz alta tres veces al día: "Me amo y me acepto como soy". Además, le sugerí hablarle a diario a la foto que tenía de su padre y decirle: "Papá te amo, te agradezco todo lo que me has enseñado, pero el dolor que viví contigo ya no lo necesito. Te perdono y te entrego a Dios para poder sanarte".

Esta fue su tarea durante el siguiente mes. Todo esto que cuento en este caso son cosas que tú también puedes hacer en casa y que te van a servir para perdonar a cualquier persona que te haya herido.

Pasaron diez días y recibí otro mensaje de Marcela en el que me decía que era la primera vez que recordaba no haber amanecido con dolor de cabeza en su vida. Que llevaba unos dos o tres días sintiéndose muchísimo mejor. No le molestaba el ruido y la presión que sentía en la sien izquierda se había mejorado. Me dio tanta alegría ver cómo el perdón estaba ayudando en su proceso. Yo estaba convencida de que una mujer joven, con alimentación saludable, que hacía ejercicio y meditación, tenía que tener algo más allá de lo físico y que la raíz de su problema debía ser algo emocional. En su caso debía perdonar a su padre por los golpes que le daba a su madre, por las humillaciones que habían recibido ambas, por el dolor y el rencor que ella llevaba adentro cuando pensaba en él.

Como Marcela, si comes saludable, tienes un médico tratante, haces ejercicio y llevas unos buenos hábitos, y aun así no cede el dolor de cabeza, te invito a indagar más allá. Ir a revisar qué emoción puede estar afectándote. Qué no has perdonado de tu infancia. Qué te tiene intranquilo y no te deja estar en paz.

TENGO UN TUMOR EN EL CEREBRO Y ME QUEDAN POCOS MESES DE VIDA

El tema de los tumores cerebrales es un tema muy sensible para mí. Mi esposo, Edgardo del Villar, murió el 13 de diciembre del 2020 de un glioblastoma multiforme etapa IV, que, en términos más sencillos, es un tumor en etapa terminal para el que la ciencia no ha logrado encontrar una cura, así como tampoco ha descubierto qué factores lo generan. Por eso, cuando me remiten a un paciente con un tumor cerebral, a mí se me paraliza todo. Sé lo que esa persona y su familia están viviendo y, sobre todo, lo que vendrá para ellos en los siguientes días o meses.

Jorge, de 51 años, fue diagnosticado con un glioblastoma multiforme, al igual que Edgardo, y su médico tratante le sugirió que además del tratamiento oncológico llevara un proceso emocional que le diera paz, y lo remitió a un psiquiatra. Por cosas de la vida, Jorge había escuchado hablar del caso de mi marido, pues antes de enfermarse Edgardo era presentador de noticias de la cadena Telemundo, en los Estados Unidos, y el caso le había causado mucha tristeza e inquietud. Su esposa me seguía en redes sociales y recibí un mensaje suyo en el que me pedía una cita. Mi agenda estaba llena para ese mes y le dije que podría atenderlos hasta dentro de cuatro semanas. Ella me respondió: "Carolina, mi esposo se está muriendo del mismo cáncer que Edgardo. No tenemos tiempo". Para mí eso fue algo desgarrador. Yo estaba viajando todo ese fin de semana a dictar una conferencia y no podía atenderlos, porque tenía unos compromisos profesionales, pero les dije que, si aceptaban, podría atenderlos en la madrugada o en la noche antes de acostarme. Ellos accedieron y así comenzamos su proceso.

Jorge era un hombre encantador, muy amoroso y cómico. Me hacía reír en las sesiones, pues siempre les buscaba el lado positivo a las situaciones, en lo cual se parecía a mi esposo. Había sido diagnosticado de glioblastoma y le dieron un pronóstico de vida de un año, pues su tumor estaba cerca del tallo cerebral, es decir, era un caso muy delicado y estaba viviendo contra el reloj.

Cuando le pregunté cómo se sentía, de manera cómica y risueña me dijo que estaba ya en su última carrera y que pronto se iría a mejor vida, pero que quería disfrutar lo que le quedaba de tiempo de la mejor forma: alimentarse de manera saludable, hacer ejercicio y preparar a su familia para lo que vendría. Para mí esto era muy duro, me recordaba todo el tiempo el caso de Edgardo. Admiraba la fe y la actitud que tenía Jorge para sobrellevar su enfermedad y darle paz a los que lo rodeaban, pero te confieso que uno no tiene paz ni un solo minuto después de que le entregan un diagnóstico así. Para la familia era una noticia garrafal y comprendía que íbamos a trabajar esos meses de la mejor manera para que él tuviera tranquilidad.

Jorge vivía en Michigan y trabajaba en un concesionario de autos donde sus compañeros de trabajo le hicieron sus jornadas lo más llevaderas posible. Él seguía trabajando, pero no podía conducir, pues cuando una persona tiene un tumor cerebral puede convulsionar en cualquier momento, por lo que los médicos le dan una discapacidad y esa persona debe abstenerse de hacerlo. Sin embargo, Jackie, su esposa, lo llevaba a diario a su tratamiento médico, luego lo dejaba en el trabajo y de ahí lo recogía todos los días en la tarde para llevarlo de vuelta a casa.

Cuando comenzamos a trabajar juntos había pasado apenas una semana desde su diagnóstico, por lo que él muy amorosamente me permitió hablar con su neuroncóloga para conocer de cerca cuales eran sus recomendaciones y así poder ayudarlo de la mejor manera posible. Tuve una videoconferencia con él y la neuroncóloga, quien me contó su pronóstico de vida, los medicamentos y el tratamiento que estaba llevando, y me sugirió que debía seguir su dieta normal. Que él no necesitaba dejar ni azúcares ni carbohidratos, ni nada, porque para eso estaba el tratamiento de quimioterapia. Todo muy similar a lo que me había pasado con Edgardo y que yo aún no logro comprender. A personas que tienen cáncer en el cerebro les dicen que no dejen de comer azúcar ni cambien la dieta, sabiendo que el azúcar empeora la inflamación. El hecho es que la escuché y entre las cosas que me dijo fue que él no debía hacer ejercicio ni fuerza, sino caminar despacio, porque hacer ejercicio de fuerza podría afectarlo.

Me reuní nuevamente con Jorge y le pregunté cómo se estaba alimentando. De una disciplina única, me dijo que ya había comprado dos libros sobre alimentación para personas con cáncer, pero que estaba confundido porque uno decía una cosa y el otro decía todo lo contrario. Un libro lo ponía a ayunar y a llevar una dieta crudivegana, y el otro a comer proteínas y grasas, y dejar azúcares y harinas. Esto es normal, cada médico o científico tiene una teoría y lo importante es que el paciente se siente con su médico tratante y lleguen a un acuerdo sobre cómo van a manejar el proceso.

Jorge me dijo que había ensayado el ayuno, pero que le empeoraba los dolores de cabeza, y que tampoco quería seguir una dieta vegana porque era amante de la carne. Entonces revisamos un protocolo paleo de Chris Kresser que se llama *The Paleo Cure*. Le pedí que lo leyera y que, si estaban de acuerdo él y su médica, yo podía guiarlo y apoyarlo en el proceso. Jorge se tomó unas semanas para leer el libro y mientras tanto siguió comiendo sus comidas lo más saludables posibles.

Mientras tanto, en nuestras sesiones nos dedicamos a sanar lo que a mi más me importaba, que era su corazón, y sobre todo a revisar cuál podía ser la raíz emocional de su tumor.

Jorge había nacido en Venezuela y vivía en Estados Unidos hacía ya más de 15 años y se sentía muy contento. Cuando llegó al país tuvo que hacer labores de limpieza, luego trabajó como *valet* que estacionaba autos y así fue como conoció al dueño del concesionario donde trabajaba, quien fue un ángel en su vida y le ayudó a tramitar los papeles para quedarse en el país. *Grosso modo*, lo que él me contaba era la historia de cualquier inmigrante que se va a Estados Unidos y enfrenta la incertidumbre y la angustia de estar en un país gigante en donde hay que trabajar para comer y para vivir. Pero yo estaba segura de que debía haber algo más allá y que seguramente estaba relacionado con algo de su infancia.

Entonces le pedí que cerrara sus ojos y que fuéramos hasta esos días, que me contara lo que recordaba y que me dijera qué sentía al contarlo. Comenzó con una enorme sonrisa y me dijo: "Yo era un niño muy feliz. Recuerdo que era bien travieso y me gustaba esconderme para que mis padres no me encontraran. Era muy desobediente y me pegaban mucho, porque no hacía caso. Recuerdo que mi padre me decía que yo era un terremoto y su dolor de cabeza". En ese momento le pedí que parara y le pregunté:

—¿Te decía que eras un "dolor de cabeza"?

A lo que me respondió:

—Sí, mi padre siempre me presentaba ante todos como su terremoto y dolor de cabeza.

Quedé sorprendida, pues Jorge desde niño había sido descrito como un dolor de cabeza y su padre lo llamaba así: "Terremoto y dolor de cabeza".

Jorge no entendió mi pregunta, pero yo quise seguir indagando en eso porque presentí que de ahí venía algún trauma. Le pregunté si su padre le había dicho alguna vez por qué lo llamaba así y me dijo que por lo travieso y porque le generaba dolores de cabeza cada vez que llamaban de la escuela a decirle que había cometido alguna travesura. Es decir, Jorge se sentía el culpable por los dolores de cabeza de su padre. Fue así como creció sabiendo que cuando alguna situación le generaba un problema, debía darle un dolor de cabeza, y con el paso de los años eso fue lo que pasó. Si los padres supieran lo que las palabras causan en sus hijos se lo pensarían dos veces antes de decirles cosas hirientes, cuando están de mal genio, cansados o estresados. Pocas cosas calan tanto como las palabras que se le dicen a un niño, más allá de si sea con buena o mala intención.

Al haber sido un niño tan sociable, amistoso, cómico y travieso, Jorge era muy popular en su ciudad y se dedicó a organizar fiestas, abrir bares, pero no quiso ir a la universidad, cosa que su padre le recriminó durante el resto de su vida. Le aseguró que le costaría muy caro no haber querido estudiar en una universidad. Jorge hizo mucho dinero desde joven y por eso tampoco vio la necesidad de estudiar. Siempre que tenía la oportunidad, su padre decía que era un bueno para nada y que la vida le iba a cobrar el hecho de ganar dinero a través de fiestas y eventos que, en su visión del mundo, acarreaban lujuria. Pero Jorge decía que no le ponía atención porque, además de dinero, tenía a las mujeres que él quería y había conocido a su primera esposa, que lo ayudó a seguir creciendo sus negocios de bares y fiestas. Pero no todo fue color de rosa. Al poco tiempo de casados, su esposa le fue infiel con un político y lo dejó por ese hombre, algo que le dio muchísimo dolor y lastimó su ego, pues lo popular, talentoso, poderoso y adinerado no le había servido para retener a la mujer que había elegido como esposa.

Cuando fue a contarle a su padre, lo primero que le dijo fue que siempre le había advertido sobre sus estudios y que ese era el resultado de ser un vago, pues un político tenía el reconocimiento y el prestigio que él nunca iba a tener, y que por eso lo había dejado su mujer.

Jorge decidió salir del país y fue entonces cuando se mudó a los Estados Unidos. Allí conoció a Jackie y salió adelante en medio de dificultades económicas hasta que pudo organizarse, comprar una casa y darles estudio a sus dos hijos, que sí se graduaron de la universidad.

Le pregunté a Jorge cómo había recibido esas críticas de su padre y el hecho de no haber sido valorado por no tener estudios universitarios, así como el episodio de la infidelidad. Me respondió que él siempre supo que intelectualmente no era el mejor y que le había costado mucho graduarse del colegio, pues estudiar para él era una pesadilla. Había tenido la buena fortuna de encontrar unas fuentes de ingreso que no requerían estudios sino talento para los negocios, pero el dolor más grande que llevaba en el alma era recordar que su padre tenía razón al haberle dicho que la vida le iba a cobrar no haber ido a la universidad. Había perdido a su primera esposa, que fue el amor de su vida, la mujer de sus sueños, por no haber estado al nivel de un funcionario político que logró robarse su corazón, y eso le demostró que el dinero no era suficiente.

Como dije al comienzo de este capítulo, una persona con dolores de cabeza o problemas en el cerebro tiene a nivel emocional un problema con su yo soy, con su capacidad intelectual y con su autoridad. Según el *Diccionario de biodescodificación**, a nivel emocional, cuando una persona tiene un tumor en la cabeza, siente que debe encontrar una solución más allá de sus habilidades intelectuales y se sobresfuerza sin ser capaz de encontrar una respuesta satisfactoria. Era lo que le estaba pasando a Jorge: le habían dicho desde joven que no valía por no estudiar en la universidad y además su pareja se había ido con un hombre con un oficio mucho más prestigioso que el suyo.

Según la escritora estadounidense Louise L. Hay, creadora del movimiento del Nuevo Pensamiento y autora de varios libros de autoayuda, las personas con tumores cerebrales se sienten obstinadas y se niegan a cambiar viejas pautas. Tienen heridas viejas que con los años no sanaron y siguen alimentando y afectando el cerebro. Son personas que no se han liberado del pasado y que sienten mucho rencor e impotencia**.

Le compartí esto a Jorge y le pregunté qué opinaba al respecto y me dijo que eso era exactamente lo que él sentía: frustración por no haber sido el mejor ni haber sido suficiente para lograr retener a la mujer de sus sueños. Lloró muchísimo durante esa sesión, pero se liberó de muchísima angustia y, como siempre, salió de ella contento.

---

* Vilanova i Pujo, Joan Marc. *Diccionario de biodescodificación*. Formato digital, 2013.

** *Ibid.*, p. 522.

Pasaron otros cuatro meses en que seguimos trabajando en sus hábitos y sanando la imagen que tenía de su padre y de su exesposa. Aunque se sentía muy cansado por el tratamiento, siempre llegaba muy alegre a sus sesiones. Le removieron una parte del tumor, pero, como con todo glioblastoma, no pudieron extraerlo por completo y el pedazo que le quedaba lo trataron por varios meses más, hasta que se expandió. Al año y medio del diagnóstico, Jorge descansó en paz, rodeado por su esposa y sus hijos.

Cuando lo hospitalizaron por última vez tuve la oportunidad de hablarle en videollamada y me dijo: "Carolina, yo estoy bien y me voy al cielo pronto a compartir con tu Edgardo. Desde allá te cuidaremos a ti y a Jackie. Le voy a decir lo feliz que me hiciste en tus terapias. Gracias por todo tu apoyo y amor. Nunca olvidaré que pese a no tener citas disponibles me ayudaste a medianoche y te convertiste en parte de la familia".

No paro de llorar mientras escribo este testimonio. Me cuesta mucho recordar cómo dos grandes seres humanos fallecieron por un tipo de tumor cerebral que aún no tiene cura. Jorge intentó hacer lo mejor durante su proceso para tener calidad de vida y hacer feliz a su familia el tiempo que le quedaba, pero sabía que ya era muy tarde, pues había poco que se pudiera hacer.

Con este testimonio cierro este capítulo y me atrevo a hacerte una invitación: que estos testimonios nos sirvan a ti y a mí para sanar y perdonar pronto a quienes nos hicieron daño. El perdón es muy sanador y el manejo de emociones debería ser fundamental desde niños para evitar casos dolorosos en la edad adulta.

CAPÍTULO 3

Cómo mejorar la migraña sin medicina

POR: DR. LEONARDO BELLO

Escribir este capítulo no fue fácil. Como se dice popularmente, me acabo de meter en un berenjenal, porque mejorar una enfermedad tan difícil de tratar sin medicina como la migraña es todo un reto para mí como médico y para ti como paciente. Intentaré explicar todo de la manera más clara posible. Si algún colega colombiano está leyendo este capítulo seguro dirá: "¡Este man está loco! ¿Cómo va a mejorar la migraña sin medicina?". En efecto, no puedo negarlo, vas a necesitar de medicamentos y seguimiento médico —como ya he dicho, idealmente por parte de un neurólogo— para modular la migraña, pero es igual de importante que tomes algunas medidas no farmacológicas para poder controlar los dolores de cabeza, pues en caso de no hacerlo, no habrá medicina que te quite la cefalea. Ve a hacerte un café, un té o una aromática y empecemos este capítulo de una vez.

¿LA MIGRAÑA TIENE CURA?

Empecemos con definiciones, hace rato no lo hacemos y ya las extraño.

Curar: Hacer que una lesión, dolencia, herida o enfermedad remita o desaparezca.

Aunque la medicina ha avanzado en el último siglo, y sigue avanzando a pasos agigantados, no ha sido suficiente para encontrar la cura a todas las enfermedades. Se ha podido avanzar en el descubrimiento de nuevas tecnologías para el diagnóstico de enfermedades, pero no se logra disminuir las muertes por enfermedades crónicas. Se descubrió la secuencia del genoma humano, pero no se sabe cómo interactúan todas las proteínas que allí intervienen. Solo para dar algunos ejemplos con respecto a la evolución de la medicina. Creo que, aunque la ciencia ha evolucionado enormemente, la medicina aún está en pañales y muy lejos de ser una ciencia exacta y avanzada. Queda demasiado camino para encontrar la cura de un gran número de enfermedades.

Voy a plantearte un panorama bastante feo y no quiero asustarte, pero a excepción de las infecciones (y acá ni siquiera estoy hablando de todas), ninguna enfermedad en el mundo tiene cura, en especial las enfermedades crónicas; para este tipo de patologías no existen pastillas mágicas que las eliminen del cuerpo. Tal es el caso de la migraña, que es una enfermedad crónica y sin cura. Pero, ojo, que no tenga cura no quiere decir que no tenga tratamiento. No me canso de repetirles a todos mis pacientes que hoy en día existen muchos y muy buenos tratamientos para la migraña, pero una pastilla no va a solucionar todo, solo va a ayudar. Debemos apoyarnos en medidas no farmacológicas, que muchas veces pueden funcionar mejor que las medicinas que nos prescriben. No esperes que, estando allí sentado, sin hacer nada y solo tomando un medicamento, tu migraña se te quite. Vamos a cambiar esa idea. ¿Te parece?

Como te dije antes, ninguna enfermedad crónica en el mundo tiene cura y no la tiene por una sencilla razón: no se conoce su causa exacta. Mientras no se sepa el origen, no se puede hablar de que exista una cura. El día en que descubrieron que la causa de la tuberculosis era un microorganismo, en ese momento descubrieron los antibióticos y esa fue la cura. La migraña es una enfermedad crónica sin cura. No se sabe cuál es su origen. La ciencia tiene un límite y no es capaz de explicarlo todo, pero aún sin saber el origen de todas las enfermedades, la propia evolución de la medicina y el uso de fármacos nos han enseñado que los hábitos son más poderosos que cualquier medicamento, a tal punto que muchas personas con obesidad pierden peso y mejoran sus enfermedades, o personas con diabetes e hipertensión arterial mejoran su alimentación y dejan de usar medicamentos. ¿Se podría hablar en este caso de una cura? No sé. ¿Tú qué opinas?

¿Será que si mejoro mis hábitos la migraña se cura? Vamos a ver si hay respuesta para esta pregunta.

HISTORIA NATURAL DE LAS ENFERMEDADES

La historia natural de las enfermedades se refiere al curso o evolución de una enfermedad sin que se le haya hecho ningún tipo de intervención o tratamiento, desde su inicio hasta su final. Por ejemplo, la rinosinusitis aguda —más conocida como gripa o gripe— comienza con la infección por el virus. Luego, de 3 a 7 días después de la infección, comienzas a sentir malestar general, fiebre, tos, congestión nasal, estornudos. Después, de una a dos semanas sin recibir ningún tratamiento, estos síntomas desaparecen y el virus deja de molestar —muchos en este proceso toman antibiótico sin saber que no les trae ningún beneficio—. Esa es la razón por la que muchas veces en la evolución natural de la enfermedad, la persona recibe muchos tratamientos y es el último el que les hace creer que los curó. "Fulanito me dijo que me tomara este remedio y adiós gripe". Pero no, es por la historia natural de la enfermedad que se curó, aunque la medicina siempre será una ayuda. El otro caso son las enfermedades terminales, en las que, a pesar de que hagas lo que sea, su fin no será la cura sino la muerte. Por fortuna la migraña no es una enfermedad terminal, es crónica, pero terminal jamás, su tendencia siempre será hacia la cura.

Seguramente quedaste confundido, porque primero te dije que la migraña no tiene cura porque la ciencia no ha podido descubrir su etiología (origen) y ahora te aseguro que la tendencia es a que la migraña se cure. Seguro no entiendes, pero vamos con calma. Procedo a explicarte.

El curso natural de la migraña inicia en la niñez o adolescencia, luego los dolores se hacen más frecuentes en el adulto joven, y más o menos hacia la quinta década de vida estos desaparecen. Esto quiere decir que la migraña se te va a quitar en algún momento, con o sin tratamiento. Sin embargo, en algunas personas esta enfermedad puede persistir de manera indefinida hasta la edad avanzada, pero es raro que suceda, afortunadamente. Lo anterior no quiere decir que no debes recibir tratamiento para la migraña; es más, te sugiero que busques ya un neurólogo si sospechas que tienes migraña. De acuerdo con lo anterior, es mejor que no hablemos de cura. Es mejor que nos expresemos con el término "modular la enfermedad", así que voy a enseñarte a modular tu migraña y ya serán las medicinas, tus hábitos y el tiempo quienes hagan efecto para que te cures de esta enfermedad.

Aura sufre dolores de cabeza desde la adolescencia. Al inicio su cefalea era de un solo lado de la cabeza, usualmente en la parte frontal derecha. La mayoría de las veces se presentaban con su menstruación. Eran muy intensos, al punto de llevar a que la incapacitaran y la obligaran a interrumpir sus clases del colegio. Los episodios venían acompañados por náuseas, vómitos, mareos, fotofobia y fonofobia. A sus 15 años, una mañana mientras estaba en clase, sintió un fuerte dolor de cabeza, acompañado por mareos intensos, vómitos fuertes, y luego pasó algo que no esperaba y no había sentido antes: sus ojos empezaron a ver borroso, cinco minutos después dejó de ver y luego se desmayó. La llevaron al centro de salud donde recibió atención médica y por fortuna sus síntomas se resolvieron, pero nunca supo la causa de este evento.

Vivía en un pueblo de Colombia y no existía un centro de salud óptimo para prestarle los servicios de salud adecuados; además, venía de una familia de escasos recursos que no tenía como llevarla a la capital con un neurólogo. Con el tiempo estos dolores de cabeza se hicieron más frecuentes. Ya no solo aparecían con su periodo menstrual, sino casi a diario. A veces tenía cefaleas muy intensas con vómitos y visión borrosa que la obligaban acudir a Urgencias. Tomaba medicamentos para el dolor todos los días. Vivía con el bolso lleno de analgésicos; parecía una farmacia ambulante. Acudió a muchos médicos que siguieron recetándole diferentes analgésicos. Su hija, que vivía en Estados Unidos, le envió medicamentos potentes para el dolor a base de codeína, tramadol, ergotamina y cafeína, pero el dolor no cedía.

Después de muchas lágrimas, citas, analgésicos y consultas a Urgencias, cuando tenía alrededor de 50 años este dolor de cabeza desapareció y dejó de tomar medicamentos. Sin embargo, a los 70 años de edad llegó a mi consulta por dolor de cabeza. Este se alojaba en la parte posterior de la cabeza y Aura sentía una especie de presión. Ella lo asociaba a estrés y no se le quitaba con analgésicos. Además, tenía insomnio y se encontraba en duelo por la muerte de su esposo. Me aseguró que toda la vida había sufrido de dolores de cabeza, que le decían que era migraña y que temía que estos dolores de cabeza aparecieran de nuevo, como cuando era más joven. Más adelante te contaré qué paso con este caso y en qué terminó.

El caso de Aura es un caso típico que sea veía antes en las personas con migraña. No existían los tratamientos suficientes, y los pacientes vivían con dolor de cabeza por muchos años. Solo recibían analgésicos, no tenían acceso a un neurólogo y finalmente se les quitaba el dolor con el paso del tiempo. Este es un caso típico para representar la historia natural de la enfermedad en una paciente con migraña.

¿DEBO ACOSTUMBRARME AL DOLOR DE CABEZA?

Ya perdí la cuenta de las veces que mis pacientes me dicen en consulta: "Es que el médico me dijo que me debía acostumbrar al dolor de cabeza, porque iba a acompañarme toda la vida".

Las razones por las que NO te debes acostumbrar al dolor de cabeza, son las siguientes:

- Ya sabes que la migraña no dura toda la vida.
- Ya sabes que al mejorar hábitos las enfermedades crónicas se pueden modificar.
- Ya sabes que existen tratamientos farmacológicos para manejar la migraña.
- Ya sabes que existen medidas no farmacológicas para manejar la migraña.

Acostumbrarse a vivir con dolor de cabeza es como perder la guerra sin pelear la primera batalla. Es como ir a la batalla sin fusil, pero con la certeza de que existen muchas armas distintas con las que podrías luchar y defenderte. No te debes acostumbrar al dolor, porque existen muchas armas para combatirlo. Ese es el primer paso en cualquier tratamiento de migraña: para poder acabar con los ataques de dolor de cabeza o modificarlos, hay que identificar cuáles son los más fuertes y la causa que tienen. Después se debe iniciar el proceso de prevención de los ataques de migraña y es allí donde las medidas no farmacológicas toman mayor importancia.

HÁBITOS Y RUTINAS

Cuando se habla de hábitos y rutinas pensamos que se trata de algo aburrido, de gente seria, de gente mayor, de gente a la que no le gusta divertirse, etc. No hay algo más rico que dormir, no hay algo más placentero que comer, no hay algo más divertido que practicar un deporte. Todos los anteriores son hábitos, entonces ¿por qué debería un hábito o rutina ser algo aburrido y poco placentero? Hay dos cosas difíciles para el cerebro —cuando me refiero al cerebro, me refiero a ti, a ti, ser humano—: la primera: tomar decisiones, y la segunda: dejar de extrañar. Lo fácil es aprender algo nuevo, un nuevo conocimiento, un nuevo hábito o rutina, pero lo verdaderamente difícil es desaprender el viejo hábito, esas mañas que no te permiten mejorar. Te puedo decir que comas más pescado y aguacate, porque tienen ácidos grasos esenciales para tu cerebro y muy seguramente lo harás e introducirás estos alimentos en tu dieta con más frecuencia. Pero si te digo que dejes de comer hamburguesa de McDonald's cada fin de semana, ahí tu cerebro va a extrañar esa rutina que tanto te gustaba y en algún momento la vas a volver a comer. Es muy difícil dejar de extrañar.

El cerebro de una persona con migraña necesita de la rutina. Sí, otra vez esa palabra fea llamada "rutina", pero así es: la necesitas y te voy a explicar por qué. Las rutinas son necesarias para una persona con migraña, porque su tipo de cerebro no está condicionado para recibir estímulos inesperados. Esto tiene una explicación evolutiva, es algo teórico y es raro que un neurólogo te esté hablando de algo que no es objetivo, que no se puede cuantificar o medir, pero, al final, creo que soy un neurólogo atípico. Parece que las personas con migraña tienen un cerebro que no ha evolucionado y sus vías sensoriales (esto se refiere a sentidos corporales u órganos de los sentidos, como la visión, la audición, el olfato, el gusto y el tacto) se encuentran al mismo nivel de desarrollo del de nuestros antepasados hace miles de años. Eso explica que, en la mayoría de los casos, en los ataques de migraña haya fotofobia, sonofobia y osmofobia. Esa es la razón por la que siempre debes tener rutinas o por lo menos la mayor parte del tiempo. Con esto me refiero a levantarte siempre a la misma hora, ir al trabajo en el mismo medio de transporte y comer a las mismas horas, pues cualquier cambio en las rutinas significará un nuevo estímulo y esto puede terminar en un ataque de migraña. Suena absurdo, pero hay pacientes que simplemente con solo cambiar su lugar de trabajo, se les disparan los ataques de migraña. Otros sufren una cefalea cuando cambian su horario usual de almuerzo. En otros casos el dolor de cabeza aparece solo por la presencia de un nuevo jefe en su trabajo. También hay casos donde la migraña se exacerba por cambiar de vivienda. Así que ya sabes: mantén siempre la misma rutina y horarios para todo, e intenta salir lo menos posible de esa rutina, pero cuando debas hacerlo, ten siempre un analgésico a mano.

El cerebro tiene dos tipos de necesidades: las objetivas o biológicas, que son importantes para que tus células funcionen y permitan que sigamos vivos, como dormir y comer, y las subjetivas o psicológicas, como por ejemplo el afecto, la autoestima, la seguridad o la recompensa, que nos permiten evolucionar como especie. Las dos son igual de importantes, pero las primeras son esenciales para que las segundas se puedan llevar a cabo. Asegúrate muy bien de satisfacer las necesidades objetivas, inviérteles tiempo y dinero, no seas miserable con ellas. Luego te enfocas en las necesidades subjetivas, que serán más fáciles de satisfacer si las objetivas están cubiertas. Es por eso que te invito a tener buenos hábitos, pues de esa manera aseguras que los dos tipos de necesidad se vean satisfechas. Asegúrate de dormir bien, comer de forma saludable, rodearte de gente sana, tener horarios y cumplir metas. Para comenzar, te voy a enseñar a cumplir correctamente con dos necesidades objetivas muy importantes para modular tu migraña.

Dormir

¡Qué rico dormir! Me encanta. Lo único que necesito para dormir es tener sueño. Cuando era médico interno y vivía en Medellín, siempre me quedaba dormido en el metro y me pasaba dos o tres estaciones de la que me correspondía. En ese tiempo tenía pésimos hábitos y dormía muy mal. Me acostaba tarde, pasaba los fines de semana de rumba y mi alimentación era pésima, pues consumía muchos carbohidratos. Por ejemplo, un desayuno común para mí era comer buñuelos y café con leche (este es un pésimo desayuno, porque es puro carbohidrato simple de poco valor nutritivo). Tenía poca o casi nula ingesta de ácidos grasos y mi consumo de proteína era muy bajo. Ya se imaginarán el presupuesto de un estudiante de pregrado con ingresos promedio. Me despertaba a las 5 de la mañana para estar a las 6 en el hospital "evolucionando" pacientes. Me acostaba tarde, pues básicamente me quedaba hasta la madrugada estudiando y preparando temas para el día siguiente o para ese mismo día. Tenía sueño todo el día y por eso me quedaba dormido en el metro camino a la casa.

Hoy en día duermo siete horas y media en la noche y hago una siesta de 5 a 10 minutos en la tarde. Quizá necesites dormir más o menos horas, pero yo necesito siete horas y media para reparar mi cuerpo y despertar con la energía suficiente para trabajar de manera eficiente.

No existe un tiempo específico de sueño ideal para todos. El promedio en general es de siete a ocho horas para la mayoría de las personas, pero si necesitas más horas, trata de dormir más. Eso sí, no te pases: más de diez horas de sueño es un mal hábito y poco saludable, pero dormir menos de seis horas también es perjudicial. Si necesitas hacer una siesta, te lo recomiendo, pero no es del todo necesaria. Tampoco te pases con la siesta, no la hagas por más de treinta minutos. Es más, entre más corta mejor. Yo llamo siesta a calmar ese sueño que da después del almuerzo; mi papá le dice "echarse un 'motoso'". No sé cómo le digan en otros países.

Dormir es uno de los actos de responsabilidad más grandes que puedas tener con tu cuerpo. Si duermes ocho horas diarias, quiere decir que duermes un tercio del día, un 33,33 % para quienes les gusta las ciencias exactas. Dicho de otra manera, si tienes un promedio de vida de 75 años, quiere decir que vas a dormir 25 años de tu vida, un montón de años metido en la habitación durmiendo en la cama. Por eso es que yo a la habitación la llamo el templo de la vida. Primero, porque cuando vas a dormir le estás pidiendo a tu cerebro que te regale otras horas de vida. Segundo, porque en la cama tenemos sexo, o sea, creamos vida. Recuerda muy bien: la habitación es el templo de la vida. Qué bonito, ¿verdad? Como la habitación es el templo de la vida, te recomiendo que uses la cama solo para dos cosas: dormir y tener sexo (coito, apareamiento, copular, hacer el amor), nada más. La habitación no es para volverla una sala de cine, tampoco es lugar de trabajo, ni mucho menos la cama es lugar para leer o ver noticias que te estresen, así como tampoco es lugar para recibir llamadas de amigos, reír, echar chismes, etc. Solo para dormir y tener sexo. No lo olvides.

Tirarse en la cama a dormir y roncar toda la noche no es igual a dormir bien. De hecho, roncar no es tan sano como nos han dicho. Si estás roncando, es mejor que te vea un médico especialista en sueño o un neurólogo porque puedes estar cursando con una enfermedad llamada apnea del sueño, que tiene solución. Además, recuerda que es una comorbilidad que puede volver crónica la migraña. Lo importante no son las horas sino la calidad del sueño. Te recomiendo que trates de mantener siempre una misma hora para ir a la cama y para despertar, o sea, trata de tener una alarma que no solo te avise cuándo debes levantarte sino también cuándo debes irte a dormir. Es buenísimo, vas a ver. Todo esto hace parte de la higiene de sueño y son las normas mínimas que debemos seguir para conseguir un sueño de calidad y reparador. Además, sirve para combatir el insomnio sin necesidad de usar medicamentos como los sedantes. Aquí te dejo diez normas para la higiene de sueño:

1) Horario: Trata de tener siempre un horario para ir a dormir y otro para despertar, de ahí la importancia de poner una alarma para ambos momentos.
2) Siesta: No hagas siestas de más de 30 minutos durante el día.
3) Bebidas: Evita la ingesta de bebidas cuatro horas antes de dormir, en especial aquellas que son estimulantes, como las

que tienen cafeína (café, té, Coca Cola) o alcohol. Y aunque no es una bebida, evita el cigarrillo antes de dormir, porque la nicotina también tiene un efecto estimulante.

4) Comida: Trata de no consumir alimentos cuatro horas antes de acostarte, en especial picantes, altos en azúcar o en carbohidratos.

5) Ejercicio: No hagas ejercicio físico en la noche (o sea, cuando ya no haya sol) o cualquier tipo de actividad física extenuante.

6) Ropa: Usa ropa cómoda para dormir. Idealmente una piyama de tela suave y fresca, sin ropa interior. Dormir desnudo es lo ideal.

7) Temperatura: La habitación debe tener una temperatura de entre 24 y 26 grados centígrados si vives en clima cálido, o de 18 a 20 si estás en clima frío. Igual, la percepción de la temperatura es muy personal y te sugiero una temperatura que toleres y sientas agradable. Si hace mucho calor y necesitas usar ventilador o aire acondicionado, procura que no te caiga directamente en la cara y que no genere demasiado ruido.

8) Contaminación visual y auditiva: Retira de la habitación o apaga equipos y aparatos que generen luz o ruido.

9) Cama: La cama es solo para dormir y tener sexo. Evita trabajar en la cama, ver televisión, usar el celular o leer.

10) Protocolo de sueño: Prepara tu cerebro media hora antes de dormir con actividades como bañarte, ponerte la piyama, meditar o rezar y lavarte los dientes.

Lo que acabo de enumerar son las normas básicas de la higiene del sueño que todos debemos aplicar, estemos sanos o enfermos. Hay personas que ya tienen una buena rutina de sueño, y no presentan ningún trastorno, algo maravilloso, pero siempre debemos estar atentos a mejorarla. Ahora, si tienes migraña y además sufres de insomnio, es imperativo que comiences a poner en práctica todas estas recomendaciones. Recuerda siempre que el cerebro no descansa cuando duermes, no se desconecta, ni mucho menos deja de funcionar. Durante el sueño el cerebro cambia de actividad y entra a reparar todo el cuerpo, incluyendo las vías neuronales. Esa es la razón más importante para tener un sueño de calidad. Si duermes bien, tu cuerpo se repara.

Ahora bien, si estas durmiendo entre siete y ocho horas, pero no sabes si estás durmiendo bien, o sientes que no tienes un sueño de calidad y reparador, o tienes algún trastorno del sueño, aquí te dejo algunas pistas que te pueden indicar si estás durmiendo bien o no:

- Te demoras más de una hora en quedarte dormido en las noches.
- Te despiertas más de dos veces durante la madrugada.
- Te demoras más de una hora en volver a quedarte dormido en la madrugada.
- Haces siestas que duran más de una hora.
- Bostezas a cada rato.
- Te levantas cansado, fatigado y con sueño.
- Te quedas dormido en cualquier parte y sientes somnolencia durante el día.
- Te sientes deprimido y cansado todo el tiempo.
- Tienes problemas de memoria, olvidas las cosas con facilidad.
- No rindes en el trabajo o en los oficios diarios.
- Roncas tan duro, que te despiertas a ti mismo o fastidias a los demás.
- Te mueves, das patadas o hablas cuando duermes.
- Usas medicamentos para dormir.

Si tienes algunos de los síntomas que mencioné ahorita, debes consultar con un neurólogo o un especialista del sueño. También es importante que practiques las normas de higiene de sueño. Es posible que necesites un estudio del sueño llamado polisomnografía, pero esto último lo decidirá el médico que te vea. Ya sabes que si no tienes un buen patrón de sueño, tu migraña seguirá y no habrá pastilla que la calme. Por último, te recomiendo que, si vas a aplicar las diez normas de higiene del sueño que te propongo, no las vayas a poner todas en práctica desde la primera noche. Eso va a aturdir a tu cerebro y él va a rechazar el cambio y dejarás de seguir las pautas rápidamente. Te invito a que apliques una cada mes y así vayas sumando esos hábitos paso a paso. La idea es que las normas de higiene de sueño se vuelvan parte natural de tu día a día (así funcionan los hábitos).

Comer

Me gusta mucho este tema de la alimentación, pero entiendo que es un tema complejo y lo que quiero es hacerlo lo más sencillo posible para que entiendas lo básico. Quiero que sepas que no necesitas ser nutricionista ni endocrinólogo para entender bien cómo debes comer de manera saludable y correcta.

Empecemos analizando la biología. Somos un organismo multicelular que necesita consumir otras células para poder vivir. Para ser más claro, te lo digo de otra manera. Nosotros comemos células vegetales (verduras, frutas y leguminosas, granos y semillas) o células animales (carnes, huevos, lácteos). Esa es la base de nuestra alimentación. Esto quiere decir que cuando vayas a comer, revisa bien tu plato y para ver si lo que hay en él está hecho con células animales o vegetales, es decir, que haya estado vivo antes de llegar a tu mesa y que haya tenido un mínimo proceso de preparación. ¿Recuerdas que te conté que mi desayuno cuando era médico interno consistía en buñuelos y café con leche? El buñuelo está hecho con harina de trigo. El trigo germina en la naturaleza y viene de una mata, pero para convertirse en la harina que consumimos debe pasar por una planta procesadora de alimentos en donde no solo se muele, sino que se le adicionan elementos para asegurar que se conserve durante mucho tiempo. Eso lo convierte en un producto procesado. Luego, a esa harina, llena de conservantes, se le adicionan más ingredientes como margarina, azúcar, sal, queso y después se fríe en aceite vegetal quemado que se ha usado para hacer muchos buñuelos (posiblemente incluso durante varios días). Cuando ese alimento llega a tu boca, ya no tiene células vivas y ya ha perdido todo su valor nutricional. No tiene las proteínas suficientes, los ácidos grasos esenciales, las vitaminas ni los oligoelementos necesarios. Es solo una bola hecha con un montón de carbohidratos.

Cuando consumes un alimento que en algún momento tuvo vida y que cuenta con un mínimo proceso antes de llegar a tu mesa (es decir, que lo sazonaste y lo cocinaste), estás consumiendo células que tienen los macro y micronutrientes necesarios para tu cuerpo. Pero cuando comes comidas hechas con, por ejemplo, una harina procesada, solo dispones de un macronutriente en exceso y posiblemente te expones a otras sustancias con poder inflamatorio.

Usualmente los médicos somos muy restrictivos con los pacientes: "No coma esto. No haga eso. No consuma lo otro. No puede salir. No debe hacer ejercicio", pero en mi consulta no te haré restricciones de alimentos cuando inicies un proceso de sanación de la migraña. Puedes comer de todo. Pero, ojo, que sea comida de verdad, no procesados. Sin embargo, si el dolor de cabeza sigue, sí tendré que hacer algunas restricciones alimentarias. ¿Qué alimentos habrá que restringir? Es algo muy individual y diferente en cada uno. Ahí es importante hacer un diario de migraña —que te explicaré y enseñaré a hacer más adelante, paciencia— y con él podrás identificar algunos desencadenantes del dolor, como lo pueden ser alimentos específicos. Por ejemplo, hay personas que identifican que el queso les da ataques de migraña. Para otros puede ser el huevo, el maní, el café, las nueces, el azúcar, etc. Qué alimentos pueden hacer daño es un tema muy personal. Ahora bien, si no quieres hacer el diario de migraña —porque no tienes tiempo, te da pereza o simplemente no te llama la atención—, lo primero que debes restringir son los ultraprocesados y los procesados. Si aún así persiste la migraña, pasarás a restringir las bebidas negras como el café, el chocolate, el vino, las colas y el té. Si esto no sirve, la siguiente restricción son los condimentos y picantes, pues estos traen glutamato monosódico y capsaicina, los cuales pueden generar cefaleas. Si a pesar de todas esas restricciones sigues con los ataques de migraña, ahí si te recomiendo encarecidamente que hagas el esfuerzo por llevar el diario de migraña. Carolina te va a explicar más adelante un método de alimentación que ella aplicó y le funcionó, me gustaría que también lo intentaras. El tema de la alimentación es bastante largo, pero te pido que no te enfrasques ni te estreses por conocer los componentes nutricionales de cada alimento. Que si tal alimento tiene más potasio, si este tiene más vitamina D o si el otro tiene más calorías y me engorda, eso no es lo más importante y lo que hace es aturdirte y evitar que disfrutes la comida. Lo que me interesa que aprendas es a identificar qué es un alimento, un alimento que tuvo vida, y además a identificar todos esos productos ultraprocesados que no debes consumir. Con que tengas claridad sobre eso, ya vas a haber avanzado muchísimo a la hora de transformar tu alimentación.

Ahora, y esto es muy importante, si estás enfermo —digamos que tienes obesidad, hipertensión arterial, falla renal o diabetes—, sí necesitas una alimentación especial y vas a requerir de restricciones específicas, una nutrición clínica y la guía de un médico especialista en el tema. Lo mismo sucede si eres deportista o estás bajo de peso o quieres aumentar masa muscular: vas a necesitar un tipo de nutrición especial. La alimentación es muy individual y depende de las necesidades de cada quien.

Lo que me interesa explicarte aquí es un tipo de alimentación básica para sanar tu migraña, no para lograr otros objetivos o cambiar otras necesidades. Sin embargo, quiero que recuerdes y que te quede claro que la obesidad es una enfermedad que genera un proceso inflamatorio en el cuerpo. Existe una condición que no se diagnostica pero que desencadena la obesidad y es la adicción a la comida, que es una relación que no es sana con los alimentos y que también se llama desorden alimenticio. Te hablo de esto porque la obesidad es un factor de riesgo para cronificar la migraña. Así que, si estas obeso y tienes migraña, es mejor que empieces a bajar de peso y que busques ayuda médica o especializada para hacerlo de manera sana y responsable. Aquí también te voy a dejar unos *tips* básicos para que puedas dar inicio a este proceso.

Primeros pasos para acabar con la obesidad

- Elimina todos los productos ultraprocesados de tu alimentación diaria.
- Tu cena deberá ser antes de que se ponga el sol y no debería tener lo que comúnmente llamamos "harinas", idealmente solo proteína y verdura.
- Come un solo carbohidrato al día, nada más. Puedes hacerlo al desayuno y al almuerzo.

- Sí, los vegetales también son carbohidratos, pero no los incluyo en el concepto que planteo más arriba. Vegetales puedes comer todos los que quieras y en porciones generosas.
- Elimina jugos (así sean naturales), refrescos y gaseosas. Toma solo agua, agua con limón o aromática.
- Come tres veces al día máximo, en lo posible dos. Pero ojo, asegúrate de que todas tus necesidades alimentarias se vean satisfechas en esas comidas, que tus platos tengan buenas porciones de proteínas, vegetales y grasas saludables (aguacate, nueces y semillas). No se trata de comer menos, se trata de comer de manera más inteligente.
- Olvídate de la historia de que la obesidad es algo genético o que se hereda. Lo único que se hereda son los malos hábitos alimenticios. Cambiarlos es una decisión tuya.
- Las curas milagrosas para la obesidad no existen. Disciplina, empeño y conocimiento siempre serán tus herramientas más valiosas.
- Ten en cuenta que lo ideal es siempre buscar la ayuda y la guía de un nutricionista clínico, médico especialista en nutrición o *coach* en alimentación.

Seguro quedaste con la duda acerca de cómo la comida procesada y ultraprocesada nos hace daño. Acá te doy una pequeña guía para que puedas saber distinguir los productos industrializados que deberías evitar.

Productos mínimamente procesados: Son aquellos alimentos empacados que no tienen más de tres elementos entre sus ingredientes, los cuales no cambian la naturaleza del mismo. Por ejemplo, el atún o las aceitunas en agua y sal. Estos los puedes consumir con precaución, pero no todos los días.

Productos procesados: Son aquellos que tienen entre 4 y 11 ingredientes que cambian la naturaleza del producto en su forma, color o sabor. Por ejemplo, las pastas, el pan blanco o integral, las margarinas, los cereales de caja, los jugos o bebidas envasadas. Ten mucho cuidado con estos productos, porque no te traen ningún beneficio al consumirlos. No deberían estar en tu canasta familiar y solo recomiendo que los comas muy de vez en cuando.

Productos ultraprocesados: son productos con una lista de más 12 ingredientes y que además tratan de imitar la forma y sabor de otro alimento. Por ejemplo, los embutidos o carnes procesadas, las galletas, los *nuggets* y los *snacks*. No te recomiendo consumirlos y mucho menos que estén en tus compras del mercado, porque aparte de que no brindan ningún beneficio nutritivo, le hacen daño a tu cuerpo. Si los vas a consumir, que sea muy ocasionalmente, en paseos, viajes o vacaciones.

Aunque te dije que no te abrumes con los ingredientes de la comida que consumes y por alguna razón consumes algún procesado, te invito a estar atento si ahí aparece alguno, o varios, de los siguientes componentes:

Glutamato monosódico, cloruro de sodio, sorbato de sodio, benzoato de sodio: El sodio no es malo, de hecho, es necesario consumirlo en la sal de mesa que es su forma más natural, pero los productos industrializados suelen llevar un muy alto contenido de estos ingredientes, lo cual puede llevar a una ingesta excesiva de los mismos. De todos, el glutamato monosódico es el que más produce cefalea. La función de estos sodios es intensificar el sabor de los productos.

Nitritos y nitratos: Los embutidos tienen alto contenido de estos dos ingredientes y se asocian al cáncer de colon y recto.

Además, te pueden hacer doler la cabeza y exacerbar los ataques de migraña.

Grasas trans: La grasa no es mala, como ya dije antes, pero la grasa trans nace de un proceso en donde los aceites vegetales los vuelven sólidos y son usados en todos los productos de panadería o heladería. Este tipo de grasa genera inflamación en tu cuerpo y además se asocia a infartos del corazón y trombosis cerebral.

Jarabe de maíz, aspartamo, sucralosa, sacarina: Son tipos de azúcar usados en la industria alimentaria y son los mayores causantes de la diabetes y la obesidad; también generan alta inflamación en el cuerpo y no debes consumirlos nunca si tienes migraña.

EJE INTESTINO-CEREBRO

La ciencia médica ha avanzado mucho en las últimas cinco décadas y eso nos ha traído muchos beneficios, pero también creo que se ha cometido un error y es la excesiva supraespecialización. Por ejemplo, ser médico gastroenterólogo especialista en hígado (hepatólogo). Con tanta especialización se nos olvida que el cuerpo es uno solo y que los hepatocitos (las células del hígado) no trabajan solos, y que una enfermedad en ese órgano puede llevar a perder la memoria, generar síntomas en el corazón o incluso síntomas psiquiátricos, entre muchos otros. Todo el cuerpo está conectado en una interdependencia. Esta excesiva especialidad ha hecho que un paciente consulte a un especialista por cada síntoma de su enfermedad, ocasionando sobrediagnósticos y sobremedicación. El propio sistema de salud se ha contaminado con esta práctica y prácticamente obliga al paciente a consultar solo por un síntoma o sistema afectado. Es por eso que cuando se habla del eje intestino-cerebro, nos parece que una cosa no tiene relación con la otra. Es más, te confieso algo: durante mi formación como neurólogo nunca me hablaron de este tema.

Resulta que antes de tener cerebro tuvimos intestino, es más, todas las bacterias que están en nuestro tubo digestivo —que de ahora en adelante llamaremos microbiota intestinal—, existieron antes que cualquier otra forma de vida del planeta. Por esta razón algunos prefieren llamarlo eje microbiota-intestino-cerebro. Hay que respetar el orden filogenético*; si no lo respetas, la biología se encargará de hacerse respetar, enfermándote.

La conexión que hay entre el intestino y el cerebro se hace a través de un nervio periférico llamado el nervio vago. Este nervio, que de vago no tiene nada, es uno de los más largos, de los que más trabaja en el cuerpo, y sus terminales nerviosas llegan hasta la mucosa del intestino. Allí él reconoce todo lo que está sucediendo a nivel intestinal y envía una señal hasta el tálamo, que es la estructura de relevo más importante del cerebro y que, como te expliqué previamente, se encarga de enviar señales sensitivas de todo el cuerpo hacia la corteza cerebral. Cabe resaltar que en el intestino se producen neurotransmisores** como serotonina y dopamina, las llamadas "hormonas de la felicidad". El nervio vago es capaz de reconocer las señales químicas de dichos neurotransmisores y le envía la información al cerebro; por eso, muchas de las cosas que comemos pueden cambiar o modificar nuestro estado de ánimo.

Si vas a comenzar un proceso de sanación de migraña, debes empezar por la boca. Entonces piensa muy bien qué vas a llevar

---

*   La filogenética es la rama de la biología que explica la evolución y la relación de los diferentes microorganismos.

**   Mensajeros químicos que llevan una señal de una neurona a otra.

a tu intestino, porque el cerebro se va a enterar y te va a poner problema si comes algo que no te conviene.

Empecemos por las bacterias, las grandes protagonistas de nuestra digestión (microbiota intestinal), pues sin ellas no podríamos digerir algunos alimentos. Sé que te han dicho muchas veces y durante muchos años que las bacterias son malas, que son lo peor; pero espera, ellas no son tan malas como parecen. Las bacterias existen desde mucho antes que nosotros. Fueron el primer microorganismo vivo que existió en este planeta y fue a partir de ellas que se formó el resto de seres vivos y organismos complejos que conocemos en la actualidad, como lo somos los seres humanos. Entonces, nos son tan malas como te las pintaron. Claro, es verdad que algunos tipos de bacterias pueden enfermar, generar infecciones, y han matado una gran cantidad de personas a través de la historia de la humanidad. El descubrimiento de los antibióticos redujo la mortalidad por infecciones bacterianas y es algo bueno que no tiene discusión.

Y si las bacterias no son tan malas como dicen, ¿por qué nos enferman? Resulta que una bacteria se alimenta básicamente de dos cosas: carbono y nitrógeno. Estos dos elementos están en los carbohidratos, que también tienen oxígeno, nitrógeno y glucosa, elementos que igualmente necesita la bacteria. Esto significa que una de las funciones de los carbohidratos es alimentar las bacterias. Por eso es muy importante darle a tu organismo carbohidratos accesibles a la microbiota, es decir, eso que popularmente se conoce como fibra. La mejor fibra la encuentras en los vegetales y también en los tubérculos, pero recuerda que un tubérculo — como zanahoria o yuca— es la raíz de un vegetal y tiene una gran cantidad de glucosa, por lo que su consumo debe ser moderado. Cuando se pierde el equilibrio en nuestra microbiota es porque no la alimentamos adecuadamente. La mala alimentación también daña la mucosa intestinal y esto genera una respuesta inflamatoria, y es ahí cuando las bacterias pasan de ser nuestras amigas a convertirse en nuestras peores enemigas. ¿Ahora entiendes por qué una persona con migraña puede tener colon irritable o también le pueden doler otras partes del cuerpo diferentes a la cabeza? El cuerpo es un solo y cuando se enferma, se enferma todo. A eso se suma que la inflamación es el principio fisiopatológico de la mayoría de enfermedades.

Nuestra alimentación actual es a base de carbohidratos. Hace 70 años nos dijeron que las grasas eran malas y que no debíamos consumirlas, lo cual dio pie a que la industria alimentaria nos inundara de carbohidratos (ojo, los carbohidratos no son malos, lo malo es el exceso de algunos de ellos). La idea, errada, de que la grasa es mala nació porque, en los estudios *post mortem* a los cuerpos de las personas que morían por infarto del corazón y trombosis cerebral, se dieron cuenta de que las arterias estaban repletas de placas de colesterol. Entonces la humanidad dejó de comer grasa, creyendo que ahí se encontraba el secreto de la buena salud. Sin embargo, esto no redujo la incidencia de las enfermedades crónicas. Todo lo contrario, esta es una epidemia que viene en aumento, pues cada día más personas sufren cuadros de hipertensión arterial, diabetes, obesidad, migraña, alzhéimer, etc. Te voy a dejar un par de ejemplos de los alimentos que constituyen nuestras comidas principales del día, para demostrarte por qué digo que nuestra dieta actual es a base de carbohidratos.

Desayuno: Pan, tostadas, arepas, queso, leche, yogurt, azúcar (en el café, el té y la mermelada que le untas al pan), chocolate, cereales de caja, jugo de naranja y frutas.

Almuerzo: Arroz, plátano, papa, yuca, fríjol, lentejas, espaguetis o pasta (muchas veces todos en el mismo plato al tiempo), con algún trozo pequeño de pollo o carne.

Cena: Avena, jugos, agua de panela, leche, pan, arepa. O como yo cenaba antes, y es que repetía lo del almuerzo.

Y no hablemos de la mediasnueves y las onces. Comer más de tres veces al día ya es un exceso y se nos volvió normal comer cinco. Y ahora, además, aparecieron los *snacks*, comida industrializada con nombre de saludable. Hoy en día, en este mundo tan agitado y tan rápido, nadie es capaz de cocinar más de dos veces al día, lo cual quiere decir que si comes cinco veces le estás dando el poder a la industria de productos procesados de que te alimente.

Cuando los alimentos ingresan al tubo digestivo, el sistema inmune los identifica como cuerpos extraños. Si a esto le sumas que todos los alimentos traen bacterias, y que incluso algunos están contaminados por bacterias patógenas, con toxinas o ya están descompuestos, debes entender que todo esto genera una alerta en el sistema inmune que comienza a segregar anticuerpos y endotoxinas para protegernos. Esto deriva en un proceso inflamatorio para todo el cuerpo, incluyendo el cerebro. Si además le sumas a eso que estás comiendo de cinco a seis veces al día comida procesada o ultraprocesada, lo más probable es que tu cuerpo esté en un proceso inflamatorio constante. Y un cerebro que recibe sustancias inflamatorias durante todo el día se tiene que defender permanentemente. Es un cerebro inflamado, que procesa más lentamente, que tiene un déficit de memoria, déficit de atención, ánimo bajo e incapaz de identificar las emociones en los demás. La combinación entre toda esa comida, con muy poco valor nutricional, y el sedentarismo es una bomba que te deja agotado, confundido y puede llevar a tu cerebro a revelarse a través de trastornos mixtos de depresión y ansiedad.

Relación amorosa

La relación que debemos tener con los microorganismos es como una relación amorosa: hay que tener una buena comunicación y hay que alimentar ese amor para mantener un equilibrio entre las dos partes. Cuando se pierde esa buena relación con las bacterias intestinales, podemos pasar del amor al odio. La microbiota intestinal —antiguamente llamada flora bacteriana—, son los billones de bacterias que están en nuestro intestino, especialmente en el colon, que es donde se aloja la mayoría. A continuación, te voy a mencionar las tres funciones más importantes de la microbiota intestinal:

• Fermentación de carbohidratos que no son digeribles solo con nuestras enzimas, como tubérculos y harinas. Por eso, cuando consumes estos alimentos en gran cantidad, los gases y su mal olor son terribles.

• Aunque suene extraño, las bacterias son el mejor antibiótico que tenemos en el intestino, pues se encargan de eliminar a otras bacterias que son patógenas (las que causan infecciones).

• La cuarta parte de las necesidades diarias de vitamina K y vitaminas del complejo B son producidas por las bacterias intestinales.

A las bacterias les encantan los carbohidratos, así que aliméntalas con los mejores, que son los carbohidratos accesibles a la microbiota, es decir, la famosa fibra. La fibra realmente no es para ti, sino para tus bacterias, para que ellas coman y tengan la energía suficiente para reproducirse y se cree una microbiota abundante que ayude con tu digestión, formando vitaminas y protegiéndote de patógenos. A la fibra la podemos llamar los prebióticos, que son como fertilizantes naturales que estimulan el crecimiento de las bacterias. Los estudios han demostrado que las personas con mayor diversidad de bacterias tienen un mejor estado de salud. Acá no se trata tanto de cantidad como de diversidad de bacterias, pues es eso asegurará un buen desempeño para la digestión. La mejor fuente de carbohidratos accesibles a la microbiota está en los vegetales.

Por otro lado, están los probióticos, que seguramente has escuchado nombrar. Estos son microorganismos vivos, como bacterias y levaduras, que nos hacen bien cuando los consumimos. De forma natural se encuentran en los alimentos fermentados como el queso, los encurtidos (las cebollitas ocañeras, los pepinillos en conserva, el chucrut y el kimchi son algunos de los más populares), el kéfir y la kombucha. Hoy en día también se consiguen gran cantidad de suplementos con esa función.

Pero no solo están las bacterias del intestino, también están las de la boca y la piel, con las cuales también debemos llevar una relación amorosa. ¿Alguna vez te has levantado con un aliento que apesta? Bueno, a mí sí me ha pasado. Eso por lo general sucede cuando la noche anterior comemos tarde, en especial carbohidratos simples que se fermentan rápido, y no nos lavamos los dientes bien —es decir con seda dental y cepillo—. Las bacterias de la piel nos ayudan con la absorción de la vitamina D, y nos protegen de otras bacterias que pueden llegar a enfermarnos. Es importante que trates tu piel, cariño. No la restriegues con fuerza, ni uses exfoliantes físicos o estropajos. Tampoco recomiendo que uses cremas hidratantes que contengan químicos demasiado fuertes ni perfumes. La piel no necesita nada de eso, pues lo que haces es dañar su barrera protectora, es decir su microbiota, y permitir que lleguen bacterias patógenas que generan procesos inflamatorios locales, como erupciones, sarpullidos, enrojecimientos, acné y dermatitis, entre muchas otras. En cualquier parte del cuerpo donde haya un proceso inflamatorio local, ya sea la piel, la boca o el intestino, se puede generar un proceso inflamatorio sistémico que te enferme.

También debes tener cuidado, pues el exceso de bacterias también puede ser malo, en especial en el intestino. Este fenómeno se conoce como SIBO (sobrecrecimiento bacteriano del intestino delgado) y es bastante común en la población, pero poco diagnosticado. El SIBO produce síntomas tan habituales como diarrea, dolor abdominal, distensión, gases, fatiga o estreñimiento, y muchas personas que lo padecen terminan tomando antiácidos o procinéticos (laxantes) que empeoran la situación.

HÁBITOS SALUDABLES, SÍ. RESTRICCIONES, NO.

Me vi con Aura en muchas oportunidades en consulta, pensé que iba a ser imposible quitarle el dolor de cabeza, primero le hice un bloqueo mioneural, pues pensaba que la suya era una cefalea tensional. El bloqueo mioneural consiste en aplicar unas inyecciones con un anestésico local en el cuero cabelludo. Fue una maravilla, le quitó la cefalea de inmediato y los siguientes 15 días estuvo libre de dolor. Incluso me llamó a decirme que había sido lo único que le había servido después de tanto tiempo. Pero al mes regresó a mi consulta, porque el dolor, con las mismas características de antes en la parte posterior de la cabeza, había regresado. Sentía una presión en esa área, no toleraba la almohada, seguía con insomnio y muy triste por la muerte de su esposo. Volvió a tomar analgésicos todos los días. Su presión arterial estaba por las nubes, tenía un poco de sobrepeso y comía de cuatro a cinco veces al día.

Me di cuenta que su cefalea era multifactorial, o sea que eran muchos los factores que estaban generando el dolor de cabeza. Su cefalea actual ya no era por la migraña, como la que había sufrido años atrás. Los factores que identifiqué con Aura eran la hipertensión arterial mal controlada, el sobrepeso, el duelo por la pérdida de su esposo, el insomnio, el abuso de analgésicos y la sensibilización periférica. Por la edad de inicio de esta nueva cefalea, por protocolo y recomendación de las guías clínicas, le solicite una resonancia cerebral contrastada para descartar que no tuviera un cambio estructural que le estuviera generando el dolor. Por fortuna el examen salió bien. No había nada que pusiera en riesgo su vida. Sí aparecieron unas lesiones microvasculares (o sea en sus vasos sanguíneos pequeños), producto de la hipertensión arterial crónica y mal controlada. También le pedí unos exámenes de sangre y encontré que tenía la hormona estimulante de tiroides (TSH) ligeramente elevada, es decir, que presentaba un cuadro de hipotiroidismo. Lo segundo que hice fue darle un antidepresivo con efecto sedante en las noches para que pudiera dormir y de la misma manera modular la depresión reactiva por la que estaba pasando. Sé que te asusta el término antidepresivo, pero tranquilo, que los usó por poco tiempo y son medicamentos seguros. Yo uso medicamentos cuando el paciente los necesita y siempre haciendo un uso racional de ellos, sin llegar a la sobremedicación. Le volví a repetir el bloqueo, que funcionó muy bien nuevamente, y necesitó psicoterapia para elaborar el duelo por la pérdida de su esposo. También le pedí que cambiara la almohada convencional por una cervical u ortopédica, pues se quejaba de dolor en la parte posterior del cuello.

Tuve que hacerle unos cambios importantes a su alimentación. El primero fue que no comiera con tanta frecuencia. Así que comenzó a comer de dos a tres veces al día. Retiramos los carbohidratos simples como azúcar, miel y harinas procesadas, y también se suspendieron los ultraprocesados. Quitamos los condimentos y le dejé orden de solo sazonar con especias. Empezó a hacer ejercicio con caminatas diarias de 15 minutos en horas de la mañana que poco a poco fueron aumentando en tiempo, hasta que se convirtieron en caminatas de 30 minutos. La recomendación para caminar en las mañanas y con exposición al sol fue porque sus niveles de vitamina D y magnesio estaban bajos, así que también tuvo que empezar a tomar suplementos nutricionales de estos dos oligoelementos. También se suspendieron algunos medicamentos porque venía sobremedicada —lo que en medicina llamamos "polifarmacia"—. En especial estaba abusando de los analgésicos y tomaba ibuprofeno todos los días. Le suspendí la atorvastatina, porque no tenía problemas con sus lípidos (grasas). También le retiré el omeprazol, ya que su consumo crónico puede producir atrofia gástrica (del estómago). El nimodipino también se suspendió. Le dejé claro que este medicamento es para la hipertensión arterial y que ella ya venía tomando otros antihipertensivos, incluso uno con igual mecanismo de acción que el nimodipino. Ella estaba convencida de que este último medicamento era un oxigenante cerebral y que su problema era falta de oxigenación cerebral, tal como se lo había dicho uno de los tantos médicos que consultó. Pasó de tomar siete medicamentos a tomar tres, nada más. Quiero recordarte que la polifarmacia es otra enfermedad que lastimosamente en la mayoría de los casos creamos los médicos.

Con el tiempo Aura empezó a notar que su dolor de cabeza era menos intenso y frecuente. Tres meses después de iniciar el nuevo tratamiento tenía episodios de cefalea una vez a la semana y con una intensidad leve, solo le bastaba tomar paracetamol (acetaminofén) para quitársela. Ya dormía mejor, lograba períodos de sueño continuos de 6 a 7 horas sin interrupción y al otro día se despertaba con más ánimo, más alegre y con mayor energía. Además, logró bajar 3 kilos, y no solo eso, sino que disminuyó su perímetro abdominal (obesidad abdominal). Recuerda que el perímetro abdominal es directamente proporcional al riesgo de un infarto del corazón o de un ACV. A los seis meses de haber empezado el tratamiento era muy raro que le doliera la cabeza. La cefalea solo se le presentaba con la privación de sueño (trasnocho), con el estrés o la deshidratación. Aún había episodios de tristeza al recordar a su esposo, y es lógico que suceda esto cuando se va una persona con la que se compartieron 50 años en vida, pero seguía en el proceso de elaborar su duelo. Estaba contenta, porque ya no tenía dolor de cabeza, dormía bien, se sentía con más energía y ya solo estaba tomando dos medicamentos —una de las medicinas para la hipertensión la había suspendido, porque sus cifras tensionales habían mejorado notoriamente—, así que decidí dejarle solo un fármaco para la hipertensión y su suplemento nutricional de vitamina D y magnesio.

Aura me demostró que a los 70 años se pueden cambiar hábitos y que las ganas de vivir y estar sano son la mejor medicina que existe. Ella aprendió que un dolor de cabeza puede tener muchas causas, que la migraña no es la única causa de la cefalea. También me confesó que esperaba que un médico le diera una pastilla mágica que le quitara el dolor de cabeza de un día para otro, pero aprendió que un proceso de sanación lleva tiempo, meses o incluso años. Cuando nos enfermamos y vamos al médico, llegamos con la idea que nos va a restringir cosas, pero esa no es la idea. No se trata de restringir, se trata de ganar salud, aprender nuevos hábitos saludables y olvidar aquellos malos hábitos, así al comienzo los extrañemos.

ACTIVIDAD FÍSICA, EJERCICIO Y DEPORTE

Hay dos preguntas que siempre les hago a los estudiantes de Medicina que rotan por Neurología en su primer día de práctica en esta especialidad. La primera es: "¿Cuál es la misión del cerebro?". He recibido una cantidad de respuestas bastante interesantes, pero ninguno de los estudiantes es capaz de sintetizarla en pocas palabras o en una sola frase. Mi respuesta es que la misión del cerebro es mantenernos vivos. La segunda pregunta es: "¿Cuál es la principal función del cerebro?". Me han dicho cosas como: pensar, razonar, almacenar o procesar información, entre muchas otras. Mi respuesta es que la principal función del cerebro es darnos movimiento autónomo.

El cerebro nos mantiene vivos y nos hace mover. El cerebro no es un órgano, es la vida de cada uno; por eso no se ha podido hacer un trasplante de cerebro, porque sería trasplantar una vida. El cerebro fue creado para hacernos mover, por tal razón siempre debemos estar en movimiento. Yo sé que te han dicho que el cerebro es para pensar, razonar, calcular, procesar información, pero hay una función que no te habían explicado y es una función primitiva, es la actividad motora que él realiza. Recuerda que el cerebro hace todo en tu cuerpo, él da la orden a cada sistema para que funcione. Por ejemplo: comer, que funcione el metabolismo, que se regule la temperatura, que nos dé hambre y sed, que durmamos y soñemos, que pensemos, veamos, sintamos, leamos, hablemos, orinemos, defequemos, lloremos, corramos, riamos. Todo lo que sucede en estos momentos en tu cuerpo es por orden del cerebro.

Actividad física hacemos todos los días. Nos movemos a diario, subimos escaleras, tomamos objetos, vamos a la tienda. Eso es *actividad física* y se gasta energía, pero es un gasto basal que no supera el consumo diario de energía.

El *ejercicio físico* es cuando pones un horario y determinas un tiempo para hacer una actividad física específica. Hay un gasto de energía superior al que consumes, y te das cuenta de eso cuando tus parámetros vitales se aceleran, es decir que aumenta la frecuencia cardiaca y respiratoria, o aumenta la temperatura corporal, por ejemplo.

El *deporte* es un ejercicio físico que está sujeto a unas normas y dentro de un contexto de competencia. Te recomiendo que hagas los tres, en especial el deporte, porque es más completo y además te da otros beneficios como socializar con otras personas. Tienes un objetivo, aprendes nuevas habilidades motoras, obtienes un nuevo conocimiento, disciplina, cumples un horario y conoces otros lugares, entre muchos otros beneficios. Si no puedes practicar un deporte, entonces te recomiendo que hagas ejercicio, puede ser en un gimnasio convencional, en tu casa, en un parque o en cualquier lugar. Si no puedes hacer ejercicio, te sugiero que hagas actividad física y te doy los siguientes *tips* para que no seas sedentario:

- Usa escaleras y no el ascensor cuando subas menos de cinco pisos.
- Camina si vas a un lugar que esté a menos de un kilómetro.
- Baila todo lo que puedas cuando salgas de rumba.
- Los fines de semana visita lugares abiertos donde puedas caminar mucho.
- Cambia el carro por bicicleta para desplazarte a tu trabajo u otros lugares.
- Párate de tu puesto de trabajo cada hora y camina durante 5 minutos.

Lo que busco es que no seas sedentario. El sedentarismo es cuando pasas mucho tiempo sentado, acostado y sin hacer ningún tipo de actividad física. Desde que se creó la agricultura, hace unos 12 000 años, el ser humano dejó de ser cazador y recolector, empezó el camino del sedentarismo porque ya no necesitaba moverse para buscar alimento. Con la aparición de medios de transporte como el automóvil, nos hemos vuelto más sedentarios aún, y el mundo digital exacerbó nuestra capacidad de movernos sin mover nuestro cuerpo. La pandemia del covid-19 nos demostró que todo lo podemos hacer desde la casa y eso fue la cereza del pastel.

No te preocupes por cuanto tiempo de ejercicio o actividad física haces, no importa si es mucho o poco, o si los demás hacen más que tú, lo importante es que empieces a hacerlo y sigas haciéndolo, y cada día aumentes poco a poco el tiempo y la intensidad. Todo en su justa medida y hasta donde lleguen tu capacidad y tus ganas. No me gusta recetar ejercicio. Por ejemplo: "Usted debe caminar 15 minutos diarios de lunes a viernes". No. Eso está mal para mí. Pienso que la actividad física se debe adaptar a las necesidades de cada quien. Así que te invito a que hagas cualquier tipo de actividad física, no importa la dosis, solo muévete. Es importante que lo hagas, para así cumplir con la función más importante del cerebro.

Bueno: ya sabes la importancia de todas las medidas no farmacológicas para quitar la migraña. Pero para que no las olvides, te dejo los *tips* más importantes:

- Ya sabes que la migraña no tiene cura, pero hay tratamientos óptimos que pueden modularla. Se puede vivir sin migraña y en algún momento esta desaparecerá.

- No te debes acostumbrar al dolor de cabeza, hoy en día hay muchos tratamientos para la migraña.
- Mantén siempre hábitos y rutinas todos los días o la mayor parte del tiempo. Es bueno tener horarios para todo.
- Duerme lo suficiente para que el cerebro pueda reparar todo tu cuerpo. En especial esas vías del dolor que están alteradas.
- Recuerda aplicar las normas de higiene de sueño y elabora un protocolo de sueño.
- Comer saludable no es una tarea difícil, solo debes aprender a diferenciar un alimento de un producto procesado e identificar qué alimentos te pueden generar migraña.
- No olvides empezar a bajar de peso. Es una tarea que lleva mucho tiempo y no existen curas milagrosas para la obesidad. Solo persistencia y diciplina.
- Todas las enfermedades crónicas empiezan por la boca, así que cuida el eje intestino-cerebro-microbiota.
- Aprende los hábitos que sí te ayudan y deja de extrañar los malos hábitos.
- Combate el sedentarismo con algún tipo de actividad física, ejercicio físico o deporte.
- Busca a un neurólogo si piensas que tienes migraña.

EMOCIONES INVISIBLES

Uno de los procedimientos que hago con alguna frecuencia con los pacientes que sufren de migraña y cefalea tensional es la aplicación de toxina botulínica o el bloqueo mioneural. La mayoría de los pacientes, por no decir el cien por ciento, llega con miedo a este tipo de procedimientos, pues involucran agujas e inyecciones en la cabeza. Algunos expresan su temor de forma verbal, pero a otros se les nota porque llegan muy callados, con una postura rígida y evitan tener contacto visual conmigo. Mi intención nunca es quitarles el miedo, pedirles tranquilidad o usar cualquier frase de cajón que jamás funciona. A mí me gusta ayudarlos a reconocer que tienen miedo y explicarles que esta es una emoción fundamental para la supervivencia. Es gracias al miedo que hemos logrado mantenernos vivos como especie y evolucionar.

Culturalmente nos han enseñado desde pequeños que no debemos tener miedo, como si esa emoción fuera mala. Lo mismo pasa con el llanto: nos hacen creer que llorar es de débiles. A estas emociones las llamo invisibles, pues nos han enseñado a suprimirlas desde que estamos pequeños, y luego no sabemos cómo procesarlas cuando las sentimos. Nos dan vergüenza, no nos hallamos. Es importante que sepamos que todas las emociones son necesarias para el cuerpo, absolutamente todas. Y te voy a decir dos cosas más acerca de las emociones. La primera, es que las emociones son oportunas. Por ejemplo, si ves un animal salvaje que te va a atacar, en ese momento sentir miedo y salir corriendo del susto es una emoción oportuna. Sería inoportuno si en ese caso en vez de salir corriendo del miedo te quedas ahí quieto, esperando. La segunda, es que todas las emociones son transitorias. Entonces, si te sientes triste, con ánimo bajo o melancólico, vive esa emoción y recuerda que será transitoria. Cuando una emoción se vuelve permanente, deviene en una enfermedad como la depresión.

Una de las emociones que nos suprimen desde niños es la tristeza y lo hacen con frases como: "No llores, que eso es una bobada", "Los hombres no lloran", "¿Qué sacas con ponerte triste?", pero si te cuento un chiste, seguro que no voy a decirte que no te rías, lo más probable es que me guste que lo hagas y que te deje disfrutarlo. Lo mismo sucede cuando aparecen las emociones que nos han dicho que son negativas, como la tristeza o el miedo. Si ves a alguien triste, déjalo que se ponga triste, que viva esa emoción. No se la niegues. Más bien compréndelo y ponte en su lugar. Tu empatía es la mejor manera de apoyar a quien pasa por un mal momento.

CAPÍTULO 4

Relación emocional entre el sistema digestivo y el cerebro

POR: CAROLINA NOVOA

Quienes han asistido a mis conferencias saben la pasión que tengo por este tema y sobre todo lo mucho que me he dedicado a estudiarlo en los últimos años.

Si te pido que cierres tus ojos por un momento, dejes este libro a un lado y pienses en una situación en donde sentiste mucho miedo o angustia, ¿en qué órgano o parte del cuerpo sientes presión? Supongo que en el estómago.

Si te pido que me digas en qué parte del cuerpo sientes la emoción cuando te dan una buena noticia, seguramente me vas a responder que en el estómago. Y es que la relación entre nuestras emociones y el estómago, y en general con todo el aparato digestivo, es tan importante que hasta cuando estamos enamorados decimos que sentimos mariposas en el estómago. Cuando sentimos felicidad o secretamos adrenalina por alguna situación, la sentimos en el estómago. Cuando nos dan una noticia que nos asusta, quizá se nos afloje el estómago y salgamos corriendo para el baño. Lo mismo ocurre cuando nos cuesta digerir algo, lo más seguro es que nos dé estreñimiento. Con esto solo quiero decirte que, definitivamente, el estómago y el aparato digestivo no solamente son los encargados de ayudarnos a procesar los alimentos y absorber sus nutrientes, sino también a asimilar y digerir las emociones.

Cuando no podemos digerir un alimento, nos duele el estómago. Sucede igual cuando no podemos digerir una emoción, o cuando eres muy crítico y drástico a la hora de tomar decisiones. Desde la mirada de la biodescodificación de emociones, el aparato digestivo es el encargado de cocinar la salud, pues por allí entra tanto el alimento emocional como el físico, que si no es bien asimilado nos enferma. Es decir, el sistema digestivo recibe lo que nos llega, lo traga y lo digiere, incluyendo conflictos, alegrías, tristezas, miedos y frustraciones. El problema surge cuando callamos o pasamos por alto el daño que alguna de las emociones nos pueda causar: nos enfermamos y es ahí cuando acudimos a medicinas para aliviar el dolor. Pero es importante saber que la raíz de estos malestares es, en la mayoría de los casos, de índole emocional.

Para esto quiero darte un ejemplo sencillo. Te levantas y desayunas bien, llegas al trabajo y tu jefe te dice que el informe en el que duraste trabajando una semana está mal hecho y que debes repetirlo. Sientes rabia, pero no se la puedes expresar, pues es tu jefe, entonces te quedas callado y te vas a tu puesto de trabajo. Al rato notas que tienes el estómago inflamado, pero sigues con tu día y entrada la tarde sientes que aún no has podido ir al baño y estás lleno de gases, aunque has comido lo mismo de siempre. Aquí estaríamos viendo un episodio de indigestión emocional en el que callaste una situación que te hizo daño, te bloqueaste en la no aceptación de la misma y por ende tu estómago se vio afectado.

Quise ilustrar lo que sucede en un caso muy habitual para que veas cómo una situación, por más cotidiana que parezca, puede afectar nuestras emociones y por lo tanto también nuestra digestión.

Aunque no soy médica, debo explicarte que nuestro sistema digestivo abarca la boca, la faringe, el esófago, el estómago, el hígado, el páncreas, el intestino delgado, el intestino grueso, el recto y el ano. Desde el momento en que ponemos un bocado en nuestra boca y este arranca el recorrido subsiguiente, todo ocurre en lo que se define como el sistema digestivo. Cada órgano cumple una función física, pero a la vez tiene una simbología y significado emocional que quiero tratar para que comprendas cómo cualquier alimento puede sentarnos mal, así como cualquier emoción.

Por eso en este capítulo vamos a revisar la función emocional de cada órgano durante el proceso digestivo, para que veas cómo se ve afectado. Y más adelante te explicaré por qué una afección en el sistema digestivo influye directamente sobre el cerebro, y puede generar dolores de cabeza y migraña.

Boca

Si bien la boca es el primer órgano por el que pasa un alimento para poder entrar en nuestro organismo, a nivel emocional está relacionado con la supervivencia. Es por esto que cualquier situación en la que sientas que tu vida está amenazada, que no te puedes expresar bien, que no puedes atrapar lo que quieres, afectará tu boca.

Por ser la parte superior del sistema digestivo, los problemas con la boca estarán relacionados también con nuevas ideas que te cueste digerir y un rechazo inconsciente a esa idea o situación. Ese rechazo también se puede dar porque recibiste una noticia de forma rápida y no la pudiste masticar, así que reaccionaste de forma brusca y sin meditarlo. Recuerda que además de recibir el alimento, nuestra boca se encarga de expresar lo que sentimos y expulsarlo de nuestro cuerpo a partir del lenguaje o de un mensaje que queremos dar.

Un caso muy común relacionado con la boca es cuando nos sale un afta o una llaga —que además suele ser muy dolorosa— y no entendemos por qué apareció. En situaciones como esta, pregúntate qué noticia, qué situación quieres callar a la fuerza y no quieres expulsar para evitar consecuencias o reacciones negativas en los demás. Recuerda que cuando reprimimos rabia, nuestro cuerpo nos avisa de un conflicto inconsciente a través de un dolor o malestar. Si sufres de aftas de manera recurrente, vale la pena que evalúes junto con tu terapeuta qué sucedió en tu infancia, si tuviste alguna situación de separación forzada del pecho de tu madre o si hay algo traumático que te sucedió y que no has resuelto. Recuerda también que los bebés y los niños no pueden hablar o expresarse de manera asertiva, por lo que no son capaces de expulsar emociones de cosas que le suceden durante sus primeros años de vida.

Faringe/ garganta

Podríamos pensar en la garganta como el puente a través del cual ingresan los alimentos a nuestro organismo y que a la vez une nuestro interior con lo que sentimos, pensamos y finalmente expresamos. ¿Quién soy? ¿Qué deseo? ¿Qué miedos tengo? Por eso mismo, la garganta representa nuestra capacidad de defendernos y es en ella que somatizamos desde una palabra que no fuimos capaces de decir hasta una gripa que nos baja las defensas.

Cuando te duela la garganta pregúntate si estas sintiendo represión, ira u odio. Revisa si no estás expresando algo que quisieras decir, si estás viviendo una realidad que no quieres tragar o si estás experimentando un conflicto existencial difícil.

Esófago

El esófago está situado al inicio del aparato digestivo y une a la garganta con el estómago. Podríamos pensar que es un órgano transitorio y pasivo, ya que cumple con el tránsito de los alimentos para la digestión, pero precisamente es porque tiene una función de transporte que cuando alguna situación, algún alimento o algún sentimiento no puede ser procesado o bien recibido por el cuerpo, viene a verse afectado.

Cuando la molestia se da en la parte superior del esófago, indica que has tenido que tragar a la fuerza una situación que no querías pasar. Si por el contrario la molestia se da en la parte inferior, estaría relacionada con sentir que nunca tienes bastante y que nada es suficiente. Por ejemplo, sentir temor a que alguien te quite tu trabajo, te quite a tu pareja o que estés propenso a perder lo "poco" que has obtenido.

Aquí lo importante es entender que cuando una situación te genere irritación, te parezca agridulce o te caiga mal, debes respirar profundo y hacer conciencia de que esa irritación ocurre en el esófago, porque hay algo que no estás pudiendo tragar y que te está generando reflujo de forma inconsciente para intentar expulsarlo.

Estómago

Siempre insisto en que el estómago es el órgano donde se cocina la salud, pues tiene la tarea vital de digerir los alimentos y desde ahí repartirlos al resto del cuerpo para cumplir con sus funciones vitales. Es por eso que, si nuestro estómago está mal, estaremos irritables y de mal humor, y tendremos dificultad para concentrarnos.

Los problemas estomacales se relacionan con no aceptar, no querer pasar una situación o una persona, sentirte intolerante hacia alguien. Es cuando te sientes inflexible a cambiar tu manera de pensar. Ocurre en personas muy críticas y estructuradas que se niegan a sentir, que les cuesta demostrar sus sentimientos y que prefieren aparentar que están bien cuando en realidad están mal.

Cuando me llega una persona a terapia con problemas estomacales, lo primero que trato de evaluar es si se trata de una persona controladora, y en el cien por ciento de los casos así es. Cuando nos cuesta aceptar las diferencias, entender que el otro puede tener una posición diferente de la nuestra y que cada quien ve el mundo a su manera, el estómago se verá afectado. Más aún si alguna situación incómoda ocurre en el momento de consumir los alimentos.

Es por eso que siempre recomiendo comer sin tener las noticias sintonizadas ni consumir alimentos mientras se lee el periódico, y mucho menos con el celular en la mano, pues muy seguramente si lees, escuchas o ves algo que te preocupe, no vas a poder digerir bien los alimentos y te vas a indigestar.

En resumen, tu estómago siempre te prenderá la señal de alarma para que evalúes qué tan tolerante estás siendo y te dolerá en proporción a la importancia que tú le des a la persona y al conflicto que estés enfrentando.

Al hablar de los problemas que más afectan el estómago, me atrevería a decir que los más comunes son las indigestiones, las úlceras gástricas y la gastritis. La indigestión se ve muy relacionada con la situación que estás viviendo en el momento en que ingieres algún tipo de alimento y que puede desencadenar en que no puedas digerirlo.

Algo parecido ocurre con la gastritis cuando no te has podido desprender de algo del pasado y te irrita frecuentemente lo que vives. En muchos casos de gastritis la persona siente que ha sido traicionada y se siente engañada u obligada a estar en una situación que le incomoda.

Y en casos mucho más críticos se dan las úlceras: cuando vives una situación familiar que te cuesta mucho tragar, te estás sintiendo obligado a vivir con alguien que no te pasas o te sientes obligado a vivir algo de manera repetitiva.

Intestino

Si bien el intestino es el órgano que va después del estómago en el proceso de digestión, podríamos decir que es el encargado de procesar la comida y separar los nutrientes de aquello que no necesitamos. Lo mismo sucede a nivel emocional. El intestino se encarga de asimilar las emociones, de digerirlas, y cuando algo falla, nos avisa a través de la inflamación o de los gases. Por eso, que se te inflame el intestino o sientas el abdomen inflamado no siempre está relacionado solo con lo que comiste, sino se puede ver afectado por cómo te sientas y lo que hayas vivido.

Cuando hablamos del intestino delgado, es importante destacar que su principal función es la absorción de los nutrientes. Por su parte, el intestino grueso, también conocido como el colon, se encarga de la última fase: absorber el agua y desechar lo que no se necesita.

Intestino delgado a nivel emocional

Ya sabemos que el intestino delgado es el encargado de la absorción y asimilación de los nutrientes. Los problemas con él están absolutamente relacionados con la capacidad de asimilar una situación. Por ejemplo: mi esposo tiene una amante, me quedo callada, guardo rencor y no puedo digerir la situación, y, por lo tanto, se me inflama el intestino delgado.

Lisa Bourbeau, autora del libro *Escucha a tu cuerpo, es tu mejor amigo en la Tierra**, asegura que los problemas del intestino delgado están relacionados con personas que tienen incapacidad de retener y absorber lo que es bueno para ellas en su día a día. Estas personas son minuciosas y se aferran a los detalles en lugar de mirar las situaciones de manera global.

Intestino grueso o colon a nivel emocional

Las molestias en el intestino grueso o colon ocurren en aquellas personas que tienen problemas para perdonar y deshacerse de viejas ideas y creencias, lo cual les genera estreñimiento. También se presenta el caso opuesto en quienes rechazan de forma inmediata los pensamientos que consideran nocivos: tienen episodios de diarrea. Para Jacques Martel, en el *Diccionario de biodescodificación*, el colon muestra la capacidad que tiene una persona para soltar y dejar fluir los acontecimientos de su vida**. Entonces, ¿por qué se inflama el colon? Porque el intestino se contrae como resultado de la enorme tensión interior y entra en un estado de nerviosismo que resulta en dolor.

En mi conferencia "Digestión y emociones" les explico a los asistentes que la forma más fácil de identificar de dónde viene su dolor en el colon es pensar si tienen algún conflicto y no han sido capaces de perdonar.

---

*   Vilanova i Pujo, *op. cit.*, p. 308.
**   *Ibid.*, p. 123.

- Si el dolor es en el colon ascendente, es importante evaluar conflictos con padres, abuelos y gobierno.
- Si el dolor es en el colon transverso, se deben evaluar los problemas con personas del mismo rango de jerarquía o con la pareja.
- Si el dolor es en el colon descendente, hay que evaluar la relación con empleados, hijos y subalternos.

Asimismo quiero mencionarte algunas de las enfermedades que más afectan la salud de los intestinos para que, si sufres de alguna de ellas, puedas identificar qué te está sucediendo a nivel emocional.

Estreñimiento: Se presenta en personas con problemas para soltar lo viejo. Se puede tratar de pensamientos, emociones, hábitos y cosas que ya no son útiles para tu vida.

Diarrea: Se presenta en personas a las que les cuesta disfrutar las cosas que tienen y agradecer lo que les da el momento presente. También se da en personas ansiosas que tienen su cabeza más en el futuro que en el momento actual.

Gases: Se presentan cuando las personas tienen miedo a los cambios y quieren retener las situaciones y las cosas tal y como las ha querido siempre. Tienen miedo a soltar.

Colitis: Está relacionada con la ira, con relaciones que no sabemos resolver y que no somos capaces de afrontar, pero que nos afectan mucho por dentro.

Hígado

Varias personas me han dicho que no sabían que el hígado hacía parte del sistema digestivo. Debo aclarar que sí y que es un órgano superimportante, pues se encarga de depurar y ayudar a nuestro metabolismo en muchísimas funciones. Es como un procesador que recibe y ayuda a digerir medicinas, alimentos, alcohol y grasas, entre otros.

Cuando hablamos del hígado a nivel emocional, encontramos que la ira es la emoción principal relacionada con este órgano. Así como el hígado se encarga de evitar que nos intoxiquemos con alimentos, químicos y alcohol, el odio y la rabia también pasan por ahí. A nivel emocional está encargado de la supervivencia, de las memorias de alimento, dinero, familia, problemas de escasez. Por ejemplo, quien sufre del hígado quizás haya tenido miedo de no tener suficiente comida, de no tener suficiente dinero. Lo delicado aquí es que como nuestro subconsciente no identifica lo real de lo imaginario, si te sientes o piensas que estás intoxicado, si tienes una relación nociva con tu familia, si te sientes afectado, lo más seguro es que tu hígado va a salir en tu defensa porque su función siempre será protegerte. De ahí que quienes tienen hígado graso, a pesar de que lleven una dieta impecable, no logren sanarse, pues el hígado usa la grasa como mecanismo de defensa.

Páncreas

Podríamos decir que el páncreas es un órgano que cumple una función exocrina al producir las enzimas digestivas que pasan al intestino delgado y ayudan en la digestión de las grasas, los carbohidratos y las proteínas. También cumple con una función endocrina al generar hormonas como la insulina, el glucagón, la somatostatina y el polipéptido pancreático.

Por tratarse del órgano que fabrica las hormonas más fuertes de todo el cuerpo, cuando el páncreas se ve afectado debemos ser conscientes de que se trata de un problema grande. A nivel emocional nos encontramos con una resistencia, con miedo, donde hay una ofensa o un problema de herencia o de dinero muy grande.

En mi caso personal, en mi trayectoria como biosanadora, me he encontrado con que las personas con problemas de páncreas se sienten bravas y frustradas con la vida. Es como si hubieran perdido la dulzura y las ganas de vivir. Estas personas sienten que les han quitado algo que les pertenecía y les cae por sorpresa. Esto podría estar relacionado con una herencia, un trabajo, unas vacaciones o con sus metas profesionales y personales. Que una persona se enferme o no, dependerá de su nivel de tolerancia y de su capacidad de manejo de la frustración.

Recto

Ya una vez comiste, digeriste y asimilaste el alimento, el último paso que queda es soltar. Cuando ocurre un problema en el recto, simboliza precisamente que la persona tiene problemas para soltar alguna situación.

Para la biodescodificación esto está muy relacionado con marcar territorio, con una falta de perdón, con no sentirse reconocido. Se presenta cuando una persona no puede manifestar, ni ser, quien realmente es.

Ano

Así como el sistema digestivo comienza en la boca, termina en el ano. Cuando hay un problema en el ano, por ejemplo, fisuras, hemorroides o cáncer, es importante evaluar si la persona tiene un conflicto de identidad, si se siente merecedora de donde está y si es consciente de la importancia del papel que desempeña en este mundo.

Según Lisa Bourbeau, el ano es la terminación de algo y representa la culminación de una idea. Cuando duele es porque quizá te está costando terminar con algo, estás reteniendo una idea o un asunto del pasado y no estás pudiendo avanzar.

Una pista que me ha servido a mí con quienes atienden mi consulta es analizar, cuando hay casos de sangrado o hemorragia, cuál es la relación que tiene la persona con su familia. En muchos casos, cuando hay sangrado, se trata de una situación familiar que le está costando trabajo a la persona soltar. En estos casos siempre les pido que intenten hacer un proceso de perdón para poder avanzar.

Las hemorroides

Lo más seguro es que hayas escuchado hablar de las hemorroides. Cuando uno habla acerca de ellas, hay personas que hacen cara de asco como si estuvieran exentas de que esto les pudiera ocurrir. La realidad es que son sumamente incómodas.

Si nunca has oído hablar de ellas, te explico rápidamente lo que son. Se trata de una dilatación o inflamación de las venas que están dentro del ano y en el recto inferior, y que por lo tanto producen presión en la zona anal y pueden aparecer fuera del ano o en su interior. Algunas situaciones que las agravan son el estreñimiento crónico o cuando una persona lleva días sin ir al baño y tiene que hacer mucha fuerza para expulsar la materia fecal. También es común que aparezcan durante el embarazo o el parto, pues hay presión sobre los tejidos y el canal del ano.

A nivel de emociones, a mi modo de ver, las hemorroides siempre muestran una tensión y un deseo interior de forzar una eliminación que no se logra. Es como si la persona tuviera ganas de expulsar algo, pero no puede por más fuerza que haga. A su vez, de cierta manera reflejan un sentido de culpabilidad o una tensión sobre alguna situación del pasado que no hemos podido resolver y que preferimos guardarnos para nosotros sin decirle a nadie más. Las hemorroides también se ven mucho en mujeres embarazadas, a quienes les cuesta aceptar su nuevo cuerpo y la situación que se les aproxima con el nacimiento del bebé.

Me parece interesante lo que asegura el descodificador Jesús Casla, para quien las hemorroides son en definitiva conflictos de marcación de territorio gracias a los cuales la persona sufre consciente o inconscientemente la imposibilidad de tomar su lugar, tanto en la sociedad como en su familia o trabajo.

Sobre este tema quiero dar un ejemplo sencillo y concreto para que entendamos cómo funciona el asunto desde las emociones. Hace un tiempo tuve una consulta con una mujer en su último trimestre de embarazo y con hemorroides. Ella estaba desesperada por el dolor y la molestia que esto le generaba. Cuando comenzamos a hablar sobre sus hábitos, no vi nada atípico. Se alimentaba bien y hacía los ejercicios de caminata recomendados por su ginecólogo. Hablamos de su vida personal y me contó que iba a ser madre soltera, porque durante los primeros meses de embarazo había encontrado a su novio con otra mujer y la relación se había terminado. Notaba muchísimo dolor en ella, pero percibí que le costaba trabajo expresarlo. Es más, me confesó que su familia pensaba que ella estaba perfecta de ánimo y que se sentía presionada a mostrarse firme y fuerte para que ni el bebé ni sus padres sufrieran.

Si te das cuenta, el caso de esta mujer nos expone un cuadro donde una mujer embarazada ve vulnerado su territorio, tiene temor a expresar lo que siente y por eso oculta y se queda callada. Además, se exige a sí misma no decir nada y actuar como si nada le estuviera sucediendo.

Después de escuchar esto, me di cuenta de que sus hemorroides tenían una causa absolutamente emocional y que por más que se alimentara bien no se iba a curar, pues sus emociones estaban completamente alteradas.

La razón por la que quise explicar el sistema digestivo órgano por órgano es para que ahora podamos analizar cuál es la relación entre la digestión y la cabeza. Es importante que, si te sientes identificado con algún dolor o situación de alguno de estos órganos, prestes atención a lo que voy a explicarte a continuación. Como ya lo dijo el doctor Bello, la relación intestino-cerebro es absolutamente fundamental a la hora de evaluar cómo erradicar un dolor de cabeza.

CONEXIÓN ENTRE EL SISTEMA DIGESTIVO, LOS DOLORES DE CABEZA Y LA MIGRAÑA, DESDE LAS EMOCIONES

Como hemos visto a lo largo de este capítulo, el aparato digestivo cumple con procesos fundamentales y a mi modo de ver determinantes para el funcionamiento del cuerpo. Si no digerimos lo que metemos a la boca, será imposible que el organismo absorba y asimile los nutrientes para distribuirlos al resto del cuerpo. Por eso, sin sistema digestivo no podríamos funcionar.

Cuando te pedí al comienzo de este capítulo que cerraras los ojos y pensaras en qué órgano sentías una presión al imaginar un miedo o una situación angustiante, lo hice para demostrarte la conexión que hay entre el cerebro y el resto del cuerpo. Habrás notado que tu cuerpo tuvo una reacción emocional pero también física. Quizá sentiste sudoración, un poco de incomodidad, palpitaciones o una pequeña molestia en el abdomen. Bueno, pues todo esto ocurre porque nuestros órganos están absolutamente interconectados los unos con los otros, pero, sobre todo, y aquí viene la clave del proceso, se trata de una comunicación bidireccional donde cuando un órgano se afecta el otro también lo hace. ¿Por qué ocurre esto? Pues porque nuestro intestino, al que llamamos popularmente nuestro segundo cerebro, tiene su propio sistema nervioso. Se trata del sistema entérico, que cuenta con más de 100 millones de neuronas y terminaciones nerviosas que le permiten autorregular sus funciones. Entonces imaginemos lo siguiente: cuando algo no está bien con la digestión, el sistema entérico llama al cerebro y le dice: "¡Alerta! Aquí está fallando algo". Entonces el cerebro se alista para protegerse y al ver que hay una mala función digestiva, prende las alarmas y genera un poco de dolor para que nos demos cuenta de que algo anda mal. De igual forma, como se trata de una comunicación de doble vía, el cerebro le manda también sus comandos al intestino para indicarle cuando algo no anda bien.

Para mí esta comunicación es fascinante. Qué increíble que un órgano pueda hablarle al otro de una manera tan rápida, ¿no? Lo que sucede ahí es lo que siempre hemos hablado y es que el cuerpo nos grita a través de la molestia o del dolor cuando algo no está funcionando bien. Y si lo analizas más a fondo, qué puede ser una alerta más inminente que un dolor de cabeza. Es literalmente un dolor en la torre de control. Eso de inmediato es un anuncio urgente para que nos apropiemos del asunto. El problema es que muchas veces desconocemos que esta alerta viene por cuenta de algún alimento que nos sentó mal, o porque hay una emoción que no estamos pudiendo digerir y nuestro sistema digestivo está pidiendo auxilio a su aliado, el cerebro, para que salga a su rescate.

EL SISTEMA DIGESTIVO, EL ESTRÉS Y
EL DOLOR DE CABEZA

Creo que ante un momento de estrés todos decimos que esa situación fue un dolor de cabeza. Esto es algo muy común y quiero explicártelo de forma sencilla. Cuando vivimos un episodio de estrés, nuestro cuerpo enciende de inmediato su sistema de alerta. El sistema nervioso simpático se activa y manda la alerta al cuerpo para que este pueda prepararse para lo que viene, pero a su vez pone en pausa algunas funciones que no son necesarias en ese momento, como, por ejemplo, la digestión.

El estrés es un mecanismo de defensa que activa varios recursos para que el organismo se prepare para responder a una amenaza. Por ejemplo, si estás en la selva y viene un tigre, el estrés es fundamental para que puedas responder rápidamente al ataque, ya sea huyendo o luchando en contra de él. El problema es que hoy en día el estrés se ha vuelto algo cotidiano y nuestras alarmas internas se encienden ante cualquier situación. Entonces imagina que el cuerpo vive en constante estrés, porque haces tres horas de ejercicio, llevas una dieta muy estricta, vives de pelea con el mundo y no duermes bien porque andas pegado al celular, entre otras cosas. Sin darnos cuenta estresamos nuestro cuerpo las 24 horas del día.

Te decía unos renglones más arriba que cuando entramos en estrés, el sistema nervioso se pone al mando y alerta a todo el cuerpo para que algunos órganos entren en acción y otros se apaguen mientras durante el "rescate". Si esto ocurriera de vez en cuando, no habría problema. La situación se complica cuando vivimos estresados todo el día, pues el cuerpo vive en alerta y otros órganos como el sistema digestivo permanecen en pausa durante largos períodos, lo que deriva en indigestión, estreñimiento y otras disfunciones. Es lógico que si el cuerpo cree que necesita salir al rescate busque por todos los medios salvarse y sobrevivir, porque así es como lee la alerta. En ese momento le da la orden al sistema nervioso central de llamar a las glándulas suprarrenales para que generen una muy buena cantidad de cortisol que permita al organismo salir a salvo de la situación. Para el cuerpo ese peligro, sea un oso gigante o un jefe furioso o un comentario nocivo en Instagram, es real. Entonces, digerir la comida se convierte en la última prioridad, porque necesita sobrevivir al riesgo inminente.

Y esta situación pasa cada vez que tenemos estrés. Nuestro cuerpo permanece en alerta, nuestra digestión se suspende, disminuye la producción de ácido en el estómago, se afecta la flora intestinal y luego vienen dolores y problemas en los órganos del aparato digestivo. Es ahí cuando se dan las úlceras, el colon irritable e incluso los trastornos psicológicos, como la ansiedad y la depresión. Tengamos en cuenta que los neurotransmisores, como la serotonina, se producen en un 90 % en el intestino. Este neurotransmisor en específico es el encargado de darnos la sensación de calma, relajación y bienestar. También está la dopamina, que es la encargada de generar sensaciones placenteras y de tranquilidad. Cuando la producción de estos neurotransmisores se ve afectada, puede resultar en tristezas, angustias y problemas mentales. Es increíble toda la interrelación que existe en nuestro organismo. El cuerpo humano es una máquina perfecta e interconectada; por eso, si no tenemos un buen manejo de las emociones, nuestro sistema digestivo se va a alterar y enviará el comando hacia el cerebro, y si el cerebro se da cuenta que algo no anda bien, enviará un mensaje al sistema digestivo. Nunca olvides que este es un sistema de procesamiento, absorción y asimilación de lo que nos sucede y por eso es un ente fundamental de decisión, que es capaz de diferenciar qué es una amenaza y qué no lo es. Siempre estará encargado de reconocer y enviar la respuesta oportuna al cerebro, para trabajar de su mano. Si algo no funciona o si algo entra en alerta, su primer mecanismo será encender las alarmas y lo más seguro es que esta se manifieste en dolor de cabeza o migraña para llamar tu atención y que te pongas manos a la obra en tu proceso de sanación.

VIVÍA CON DOLOR DE CABEZA
HASTA QUE SANÉ MI ESTÓMAGO

Carlos tiene 37 años, vive en Orlando y es de origen puertorriqueño. Llegó a terapia porque estaba desesperado con los dolores de cabeza. Si bien creía que comía bien, resulta que por ser boricua (ese es el gentilicio de los puertorriqueños) se alimentaba de mucho carbohidrato y muchas frituras.

Lo primero que siempre hago en la primera sesión es preguntar por la vida de los consultantes para saber a qué se dedican, cómo es su familia y cuáles son sus hábitos. Carlos me contó que desayunaba pan con café, almorzaba plátano, arroz y fríjoles, y en la noche comía lo mismo del almuerzo, si tenía tiempo, porque vivía muy ocupado. Le pregunté si consumía ensalada o frutas y me miró extrañado, como si nunca las hubiera oído nombrar. Le expliqué lo que sucedía con los alimentos cuando no podíamos digerirlos bien y me aclaró que el sí digería bien, porque iba al baño todos los días. Sin embargo, a mí me quedó sonando el hecho de que tuviera dolor de cabeza y se alimentara de puras harinas y frituras, sin consumir fibra.

Le pedí que me diera la oportunidad de ensayar por un mes una alimentación desinflamatoria y le pedí que leyera acerca de la dieta paleo, que es un tipo de alimentación a base de proteínas de origen animal, frutas y vegetales. Suspendimos el consumo de azúcar y lácteos, y le sugerí caminar 30 minutos al menos 3 o 4 veces por semana.

Cuando terminamos la sesión, pensé que no lo iba a hacer, porque lo vi dudoso con todo lo que le expliqué. A los pocos días recibí un correo electrónico en donde me enviaba preguntas sobre la dieta paleo y me adjuntaba fotos de sus tres comidas diarias. Me quedé gratamente sorprendida con su disciplina. Sin embargo, me dijo que sus dolores de cabeza continuaban.

Le respondí pidiéndole que consumiera 4 litros de agua al día y que me avisara si esa medida hacía alguna diferencia. Para sorpresa mía, a la semana siguiente Carlos me llamó a decirme que los dolores de cabeza habían mejorado bastante y que estaba tomando mucha agua con limón cada vez que sentía malestar.

Trabajamos juntos unos 3 meses y poco a poco sus dolores disminuyeron. Le enseñé a llevar un diario de alimentos para que pudiera detectar qué le desataba los dolores de cabeza. Identificamos que los lácteos, la falta de hidratación y el chocolate negro lo afectaban mucho. También me dijo que había días en que por más que comiera bien, si tenía mucha angustia, los dolores se volvían insoportables.

Te comparto el testimonio de Carlos, para mostrarte cómo la alimentación, las emociones, la digestión y el cerebro están absolutamente interconectados. Una persona que tiene dolores de cabeza, a mi modo de ver, debe evaluar sus hábitos alimenticios, antes que nada, pues ahí podría estar la cura para su migraña. Si no encuentra respuestas al hacer eso, debe evaluar su manejo del estrés y de las emociones. Estoy segura de que ahí estarán las claves para su sanación.

CAPÍTULO 5

Cuando el remedio se convierte en tu enfermedad

POR: DR. LEONARDO BELLO

Me encantaría que existiera una pastilla milagrosa que te pudiera dar para que nunca más te doliera la cabeza, pero así no funciona la medicina. La medicina es la ciencia de la paciencia. Con las enfermedades es necesario tener paciencia y es por eso que los médicos llamamos "pacientes" a las personas que atendemos. No solo eres un paciente, debes aprender a ser paciente.

Cuando nos enfermamos, queremos una solución rápida, algo que quite nuestras dolencias de un día para otro; básicamente lo que queremos es un milagro. Al cerebro le encantan las soluciones rápidas, como ganarse la lotería o ir a la iglesia a pedirle un milagro a Dios, y que se cumpla ahí mismo. Todos soñamos con encontrarnos la lámpara de Aladino. De ahí a que los libros más exitosos lleven títulos milagrosos como: *Tres pasos para ser feliz*, *Piense y hágase rico* o *Vuélvase bilingüe en tres semanas*. Seguramente nadie va a leer un libro que se llame *Cómo eliminar la migraña con mucho esfuerzo, dedicación y muchas consultas médicas*. En esa búsqueda de soluciones rápidas, queremos que la migraña se nos quite de un día para otro, tomando una pastilla, sentados, sin hacer nada más, y además esperamos que nunca más vuelva el dolor.

Te cuento que esa solución rápida existe y se llaman analgésicos. Es decir, medicamentos hechos para quitar los dolores en el cuerpo. El problema es que estas pastillas "mágicas" te quitan el dolor por un tiempo corto, pero nunca modifican la causa que genera el malestar, lo que lo hace regresar después de un rato.

El tratamiento para la migraña se divide en dos. Hay un tratamiento agudo (de rápida acción) que se da en el momento que aparece el ataque del dolor de cabeza. Y hay un tratamiento crónico, que también puede recibir otros nombres como profiláctico o preventivo. De aquí en adelante me voy a referir al tratamiento agudo como el que es para el ataque del dolor de cabeza, y al tratamiento crónico como el que se usa para prevenir la aparición de los ataques de dolor de cabeza. También en la migraña se pueden dar otros tipos de tratamientos, en caso tal de que haya un síntoma que no se resuelva con el manejo crónico —manejo es igual a tratamiento, en medicina los tomamos como sinónimos—. En esos casos el médico se verá obligado a dar un fármaco específico para solucionar o modular algún síntoma o para tratar alguna comorbilidad, como lo puede ser la depresión, la ansiedad o el insomnio.

Recuerda que en este libro no te voy a formular medicamentos, ni te voy a decir cuál es el mejor medicamento para la migraña, porque no existe un mejor medicamento para la migraña: existen tratamientos específicos que se dan dependiendo de cada paciente.

TRATAMIENTO AGUDO

En el tratamiento agudo siempre se van a utilizar analgésicos y quizás otros fármacos para el mareo o los vómitos. Hay analgésicos no específicos para la migraña, como los conocidos antiinflamatorios no esteroideos (AINES), que seguramente has tomado en algún momento, como el ácido acetilsalicílico (aspirina), el ibuprofeno o el naproxeno. Este tipo de fármacos se usan para cualquier tipo de dolor, desde un dolor de muela hasta un golpe. Ahora bien, existen analgésicos específicos para la migraña, o sea medicamentos que por su mecanismo de acción solo se pueden utilizar en el ataque agudo de migraña y no para otro tipo de dolor. Entre estos se encuentran los triptanes —que están en el mercado hace muchos años y controlan muy bien la cefalea por migraña— y los que están apareciendo con nueva tecnología, que son los gepanes y los ditanes, que aún no se consiguen en el mercado farmacéutico latinoamericano.

Muchas veces llegan a mi consulta pacientes suplicando que les formule el medicamento más caro, pero te voy a revelar algo: el precio del medicamento no es un indicativo para su efectividad. El mejor analgésico no es el más caro, sino el que mejor se adapte a ti, a tu tipo de dolor de cabeza, a las características de tu enfermedad y de tu historia clínica. Por ejemplo, si tu dolor llega a su máxima intensidad en cuestión de una hora, hay que usar un analgésico de acción rápida, pero si tu dolor dura todo el día es preferible utilizar uno de acción más prolongada. También hay que tener en cuenta la intensidad del dolor. Para algunas personas un paracetamol (acetaminofén) es suficiente para modular el dolor de cabeza, pues la intensidad es muy leve, pero otras quizás requieran un triptan, debido a que en ellas la intensidad es mayor. En algunos pacientes no se pueden utilizar triptanes, si cuentan con alguna patología cardiaca; en otros estarán contraindicados los AINES por alguna enfermedad acidopéptica o úlcera gástrica. Como podrás ver, son muchas las variables en el momento de elegir un medicamento, de allí la importancia de una consulta médica y con una historia clínica detallada.

ADICCIÓN A LOS ANALGÉSICOS

El título de este capítulo hace referencia a la adicción a los analgésicos, que es cuando el remedio se convierte en la enfermedad. La adicción o dependencia a los analgésicos es más común de lo que te puedas imaginar y más de la mitad de las personas que sufren de migraña terminan siendo adictas a ellos. ¿Recuerdas a mi paciente Aura? ¿De la que te conté que era una farmacia ambulante, con un bolso lleno de analgésicos que tomaba todos los días? Bueno, pues resulta que los analgésicos pueden ser más adictivos que las sustancias psicoactivas o los propios neuropsicofármacos. Aquí te dejo las razones por las que creo que producen tanta adicción:

- Los analgésicos son de venta libre, así que no necesitas de una fórmula médica para comprarlos.
- Los analgésicos los venden en farmacias, supermercados, tiendas de cadena, tiendas de barrio, centros comerciales, por internet o a domicilio. Es muy fácil conseguirlos.
- Los analgésicos son extremadamente baratos, si los comparamos con otros medicamentos.
- Los analgésicos, en su gran mayoría, son de acción rápida y por eso dan la sensación de alivio inmediato, cosa que produce mucho placer en las personas.

- Los médicos formulamos los analgésicos de manera indiscriminada, pero siempre con el ánimo de aliviar al paciente.

La farmacocinética es la rama de la farmacología que estudia los procesos por los que pasa un medicamento en el organismo. Es así como podemos conocer la absorción, distribución o eliminación de un medicamento. Todos los medicamentos tienen algo que se llama vida media, es decir, el tiempo necesario para eliminar al menos el 50 % del fármaco. La vida media varía entre los diferentes medicamentos y es por eso que los fármacos se dan por horas. Es decir, cada uno cuenta con la indicación de cada cuanto se puede volver a tomar, cada 6, 8, 12 o 24 horas. Todo esto gracias al estudio de la farmacocinética.

Lo que sucede con los analgésicos es que cuando pasa ese tiempo —que suele ser solo de un par de horas— el medicamento deja de hacer efecto y eso lleva a la persona a consumirlo de nuevo. Pero, ojo, esto es muy importante: ningún analgésico modifica la causa de la migraña ni previene la aparición del dolor, solo lo calma durante un tiempo limitado. Sé que en el mercado vas a encontrar muchas pastillas que llevan el nombre o prefijo de migraña, y que prometen acabar con la tuya, pero no dejan de ser analgésicos comunes como ibuprofeno, diclofenaco u otros. Debido al tiempo limitado de acción de los analgésicos, su dependencia se convierte en un círculo vicioso para las personas y su vida termina dependiendo de una pastilla.

Los analgésicos son muy buenos medicamentos y seguros, pero solo cuando se usan de manera racional y no con un uso crónico. Ellos son la única manera de combatir un ataque agudo de migraña con rapidez, pero, en los casos de migraña, su uso siempre debe estar acompañado de un manejo crónico específico para el cuadro de cada paciente, para así evitar el abuso de los medicamentos contra el dolor. Es importante tener en cuenta que si una persona consume analgésicos de manera regular más de dos veces a la semana, corre un altísimo riesgo de generar dependencia. Y, también, corre el riesgo de hacer una cefalea por abuso de analgésicos. Sí, así es, un medicamento para combatir la cefalea se puede convertir en la causa de tu dolor de cabeza. Es decir, el remedio se puede convertir en tu enfermedad.

TRATAMIENTO CRÓNICO

Aquí es donde necesito que seas paciente, y lo digo de manera literal, porque un tratamiento crónico tarda en hacer efecto. Nunca serán pastillas milagrosas que al otro día te quiten todos los males. Como ya te he dicho, eso no existe en la medicina. Cuando digo que se tarda, me refiero a que con la mayoría de estos tratamientos hay que esperar por lo menos cuatro semanas para poder empezar a ver una mejoría de los ataques de migraña, tanto en intensidad como en frecuencia. Y ese es apenas el primer paso, pues luego se deberán completar ciclos de tratamiento con medicamentos que pueden extenderse por más de un año. También es importante tener en cuenta que, si en las primeras semanas el dolor no mejora, se debe aumentar la dosis del medicamento hasta llegar a una dosis máxima efectiva. Si esto tampoco mejora los ataques de migraña, se debe cambiar el medicamento por uno que tenga un mecanismo de acción diferente. Si con un segundo medicamento el dolor no mejora, se debe revaluar el diagnóstico y pensar en otras causas de cefalea diferentes de la migraña. Esto quiere decir que tu médico deberá volver a revisar los síntomas y así confirmar si se trata de migraña o de otro tipo de enfermedad. Todo esto lleva tiempo y múltiples instancias de prueba y error. Por eso es importante tener paciencia, pues los médicos nos podemos equivocar en los diagnósticos. Entonces es importante que tengas en cuenta dos cosas claves: la primera es que los médicos no somos infalibles y tenemos que investigar qué te está pasando para poder ayudarte, y la segunda, de nuevo, que no existen curas milagrosas: sanar toma tiempo. Te voy a indicar algunas causas de por qué fallan los tratamientos:

- Se recetan medicamentos en dosis que no son efectivas para la enfermedad específica.
- El paciente consume algún otro medicamento que le quita el efecto al nuevo fármaco del tratamiento.
- Se da un tratamiento para una enfermedad equivocada.
- Hay una toma inadecuada o irregular del medicamento por parte del paciente. (Es importante tener en cuenta las indicaciones de horarios y dosis del medicamento. También, que si es un tratamiento a largo plazo, se debe tomar el medicamento con la regularidad que indique el médico, siempre).
- El médico no le explica al paciente de manera acertada y clara cómo debe tomar el medicamento.
- El médico no le explica al paciente el tiempo mínimo necesario para ver los efectos beneficiosos del medicamento.

Yo creo que no hay tratamientos malos, sino malos diagnósticos, malos pacientes y malos médicos. Esto no lo digo con el fin de criticarte, ni criticar a la medicina, ni mucho menos de hablar mal de mis colegas; lo hago porque en algún momento he hecho diagnósticos equivocados, he sido mal paciente y en algunos momentos también un mal médico. Por eso es tan importante que a toda persona con enfermedad crónica como la migraña se le haga un seguimiento. Se necesitan varias consultas para tener un diagnóstico y así poder ajustar el tratamiento efectivo que requiere. Ten muy presente que con una sola consulta no se soluciona un problema de migraña y mucho menos cuando el dolor ha existido durante años.

Te voy a contar un secreto de la medicina: muchos medicamentos que se han investigado para una determinada enfermedad terminan sirviendo para otra. O sea, nadie sabe para quién trabaja. Esto es lo que llaman una "serendipia"*. Un ejemplo famoso es el del sildenafil, un fármaco creado en los años noventa para la hipertensión arterial pulmonar. Durante la investigación se dieron cuentan de que los hombres que lo consumían tenían erecciones con facilidad. A causa de eso, en 1998 salió al mercado ese principio activo con el nombre comercial de Viagra, que se popularizó para el tratamiento de la disfunción eréctil, aunque también se siga utilizando para la hipertensión pulmonar.

Con la migraña sucede algo parecido. Muchos pacientes que inician un tratamiento crónico llegan asustados, sin haber comenzado a tomarse el medicamento que se les recetó, porque descubren que se trata de un fármaco que se les receta a personas con epilepsia. Pues te cuento que hay tres líneas farmacológicas para el manejo crónico de la migraña. La primera son los antiepilépticos, como ya te lo había adelantado. La segunda son los antihipertensivos, que se usan en pacientes con hipertensión arterial. La tercera son los antidepresivos, que suelen asustar a los pacientes aún más que los antiepilépticos.

El tratamiento dependerá de las características de cada paciente. Por ejemplo, si la persona tiene migraña y además sus otros síntomas son la depresión y el insomnio, prefiero los

---

* Según la Real Academia Española (de la Lengua), una serendipia es un hallazgo valioso que se produce de manera accidental o casual.

antidepresivos —algunos producen somnolencia— y así mato tres pájaros de un solo tiro. Otro caso sería el de una persona con migraña e hipertensión arterial, paciente en el cual indicaría mejor un antihipertensivo. Por eso quiero reiterar lo de la consulta y la historia clínica para formular un medicamento.

Entonces, no existe tal cosa como el mejor medicamento para la migraña. Y tampoco es mejor el más caro o el último que salió al mercado. Lo que sí existe es el medicamento indicado para el paciente correcto.

Como médico, antes de escoger una medicina debo prestar mucha atención a que el medicamento sea seguro de usar y no le vaya a generar al paciente un mal peor que la propia enfermedad. Por ejemplo, no puedo formularle un antihipertensivo a un adulto mayor con bloqueo cardiaco, porque puede generarle una falla cardiaca o un paro cardiaco. Tampoco es recomendable usar dos medicamentos con el mismo mecanismo de acción en un mismo paciente, ni utilizar dos fármacos antagonistas —que se contrarrestan los efectos o compiten por hacer efecto—. Como puedes ver, las variables para recetar un tratamiento son muchísimas y requieren del conocimiento de un médico especializado. Por eso es tan, pero tan importante, que NO TE AUTOMEDIQUES, jamás. Tampoco sigas recomendaciones de amigos o vecinos, o que un médico en una fiesta te formule algo para la migraña. Ten en cuenta que una mala formulación puede hacer que el remedio termine siendo peor que la enfermedad.

Ahora, muchos pacientes se asustan cuando descubren que los medicamentos pueden tener efectos secundarios. Además, como hoy hay tanta información disponible en internet, la gente se predispone mucho ante lo que lee. Pero si lees con atención las etiquetas y las cajas de las medicinas podrás descubrir que todas pueden ser potencialmente dañinas y tener efectos secundarios.

De verdad, todas. Y todas las empresas farmacéuticas anotan estos posibles efectos secundarios o adversos en las etiquetas de sus productos. Los efectos secundarios son efectos indeseados que se pueden dar al consumir una medicina, pero que no ponen en riesgo la vida del paciente. Solo con ajustar la dosis o eliminar el medicamento del tratamiento se puede manejar el tema. Ahora, un efecto adverso es un efecto indeseado de una medicina que potencialmente puede poner en riesgo la vida del paciente. También existen los efectos idiosincráticos, que son imprevisibles y particulares para cada persona. Los efectos adversos son más raros, aunque se pueden controlar si llegan a aparecer, pero los efectos idiosincráticos no son tan fáciles de controlar porque son inesperados. El alivio es que son extremadamente raros: algunos de ellos son casos anecdóticos que se registran en la literatura y, para alivio de todos los que leen este libro, en mis años de práctica clínica nunca he visto un efecto idiosincrático en mis pacientes, así como ninguno ha presentado un efecto adverso grave por algún medicamento recetado por mí.

Quiero dejarte claro que estos medicamentos son muy seguros de usar y que su uso va a ser por un tiempo determinado y no son para toda la vida. Todo cambia y nada es estático, por eso decir que un medicamento es para toda la vida no es correcto. Quiero contarte una anécdota al respecto.

En 1997, mi padre sufrió de manera súbita un fuerte dolor torácico, tan intenso que lo obligó a ir a Urgencias. En el hospital encontraron cifras tensionales elevadas y, después de hacerle un electrocardiograma y exámenes de sangre, el diagnóstico fue angina de pecho (eso que popularmente llaman "preinfarto", pero la realidad es que el preinfarto no existe). El cardiólogo le mandó entonces un tratamiento extenso con varios medicamentos y lo sentenció con la siguiente frase: "Tiene que tomar estos medicamentos de por vida". Mi papá casi se vuelve a infartar cuando escuchó eso.

Pero ahí no termina el cuento. Mi papá es *fan* de la medicina natural y de los tratamientos alternativos u homeopáticos. Entonces decidió no tomarse las medicinas que le envió el cardiólogo y tratar su dolencia solo con terapias alternativas. Pero es que, claro, cualquiera al que le digan que se tiene que tomar unos medicamentos de por vida se asusta y puede optar por no tomarlos o buscar alternativas. Luego, en el 2016, casi 20 años después de la angina, comenzó a sentir algunos síntomas como fatiga, dolor en el pecho cuando caminaba y ahogo si subía escaleras. A mi papá no le gusta quejarse, así que no nos había dicho nada. Pasó un año con esos síntomas, hasta que por fin decidió contarme. Obviamente salimos corriendo a hacerle todos los exámenes. El ecocardiograma mostraba un corazón con una funcionalidad del 35 % y con áreas que ya no trabajaban y otras que lo hacían más lento, y además se pudo ver una gran parte del corazón con infarto. Entonces le hicieron un cateterismo cardiaco, que mostró que las arterias del corazón estaban tapadas y que era candidato para una revascularización coronaria quirúrgica, es decir, una cirugía a corazón abierto. Te podrás imaginar el miedo que le dio a mi papá que le dijeran eso, tanto así que no quiso operarse de inmediato, como aconsejaban los resultados de los exámenes. Pasaron varios meses y los síntomas empeoraron, el dolor en el pecho se hizo más fuerte e incluso le dolía estando en reposo. Con solo caminar una cuadra se ahogaba. Por fortuna, se dio cuenta de la necesidad de operarse y accedió a hacerlo. Me lo llevé a Bogotá y lo ingresé por Urgencias al hospital San José, donde estaba haciendo mis prácticas de neurología. Lo hospitalizaron y en febrero del 2017, por fin, lo operaron y le hicieron una revascularización coronaria. En esa cirugía tomaron tres venas de sus piernas y se las pusieron en el corazón para reemplazar las arterias que estaban tapadas.

Gracias a la cirugía mi papá tomó la decisión de mejorar sus hábitos, y ya no necesita tomar todos los medicamentos que en un principio le dijeron que eran "para toda la vida". Es importante tener en cuenta que todo cambia y la medicina avanza, por eso no existen tratamientos ni medicamentos para toda la vida. Cada día aparecen nuevos tratamientos para la migraña.

NO MÁS MENTIRAS

Regresemos con mi paciente, Aura. Ella venía tomando ginkgo biloba desde hacía 7 años, pues pensaba que su dolor de cabeza era producto de una falta de oxigenación cerebral, pero su dolor seguía. Cuando era adolescente y vivía con esos dolores de cabeza tan intensos y frecuentes, estuvo donde muchos rezanderos de su pueblo, incluso fue adonde un curandero que la golpeaba en la cabeza con unas ramas y le escupía un bebedizo que tomaba durante cada sesión. Fue a unas cinco sesiones del mismo ritual, pero el dolor no se quitaba y terminó odiando los curanderos. Cuando tenía cefalea se ponía un trapo en forma de venda con hojas de matarratón (el nombre popular de una planta de su pueblo) sobre la cabeza, pero esto tampoco le quitaba el dolor. Durante mucho tiempo también tomó una gran cantidad de multivitamínicos, costosos, que afectaban su bolsillo. El farmaceuta del pueblo le dijo que su problema era debilidad cerebral y la mandó a consumir varios medicamentos para quitársela, pero tampoco funcionó. Su mamá empezó a prepararle bebidas a base de hígado de res con lentejas y espinacas, pero lo único que logró fue que le cogiera asco al hígado (no logro imaginar el sabor de esa bebida). Pasó por muchos diagnósticos: estrés, falta de oxigenación cerebral, debilidad cerebral, que el dolor era por la adolescencia y el desarrollo, problemas hormonales, falta de vitaminas... El desespero que le generaba la migraña era tanto, que hasta iba a que le pusieran un sapo hembra en la cabeza para quitarle el dolor.

Voy a ser muy enfático. La migraña no se quita con vitaminas, no es por falta de oxigenación cerebral, no es por debilidad cerebral y no se quita con bebedizos. No te dejes confundir. Todo esto hace parte de nuestra búsqueda de soluciones milagrosas y curas mágicas e inmediatas, como ya te conté.

Algo que me sucede con mucha frecuencia en consulta es que la mayoría de mis pacientes, sin importar el síntoma o la enfermedad, me dicen que les gustaría que les recetara un oxigenante cerebral, pero tengo una mala noticia: no existen medicamentos que cumplan con esa función. Así el mercado prometa medicamentos con esas características, no son verdad. Ese tipo de medicamentos producen vasodilatación de todas las arterias del cuerpo y eso, en teoría, aumenta el flujo de sangre hacia el cerebro y, por ende, el aporte de oxígeno, pero el cerebro solo va a usar el oxígeno que necesita. Nunca va a usar más que eso. Además, ¿tienes noción de lo peligroso que es para el cerebro la falta de oxígeno? Cuando el cerebro necesita más oxígeno, ya sea porque estás estresado o haces ejercicio físico, él mismo ordena, a través del sistema nervioso autónomo, que se produzca la vasodilatación de las arterias y aumente el flujo de sangre hacia él, lo que aumenta el aporte de oxígeno. Pero esto es un evento normal, necesario y fisiológico. Ahora bien, cuando el cerebro no necesita tanto oxígeno, como por ejemplo durante la siesta después del almuerzo, simplemente produce una vasoconstricción y así le llega menos sangre. Y, ¿qué sucede cuando tomas un medicamento llamado oxigenante cerebral? Pues que se produce vasodilatación en todo el cuerpo, mientras dura el efecto del fármaco que pueden ser 6 u 8 horas, y va a llegar más sangre al cerebro, pero si este no necesita más oxígeno, pues simplemente no lo va a usar.

El otro punto importante para la oxigenación es la hemoglobina. Esta es una proteína de transporte encargada de llevar oxígeno a través de la sangre hacia todos los tejidos del cuerpo. Si tienes una hemoglobina baja o insuficiente, puedes consumir todos los oxigenantes cerebrales del mundo y no te harán ningún efecto, pues no habrá quien lleve ese oxígeno a los tejidos. Para tener buena hemoglobina, te tienes que alimentar bien con buenas fuentes de proteína.

Para complementar este panorama de oxigenación, está el corazón. Si tu corazón no está bien, es lento, sedentario, está enfermo, infartado o tiene una falla cardiaca, tampoco llegará más oxígeno a tu cerebro. No importa qué tomes, el único encargado de bombear sangre al cerebro es el corazón.

También está el pulmón, que es el responsable del intercambio gaseoso. Es decir, él oxigena la sangre para que luego el corazón la expulse a las arterias y se vaya a todos los tejidos. Pero, si eres sedentario, con poca capacidad pulmonar, si tienes unos pulmones enfermos, o fumas, tu sangre no tendrá suficiente oxígeno para aportarle a los tejidos.

Para mí el mejor oxigenante cerebral es el ejercicio físico. Fortalece los músculos respiratorios y produce hipertrofia del corazón, lo que le permite bombear más sangre. A eso súmale unos hábitos saludables, como dormir bien, no fumar, evitar las bebidas alcohólicas y llevar una buena alimentación.

PASTILLAS QUE PUEDEN PRODUCIR DOLOR DE CABEZA

Todas las pastillas, incluso las que te venden para la cefalea, pueden potencialmente generar dolor de cabeza. Te hablo de una posibilidad, no de algo absoluto que va a suceder si tomas un medicamento. Así como te expliqué acerca de la cefalea por abuso de analgésicos, también se puede dar por abuso de medicación no analgésica. No te fijes solo en el nombre comercial, revisa muy bien el nombre químico del analgésico que compras, que viene anotado debajo del nombre comercial en letras más pequeñas.

Los analgésicos que producen más cefalea por su consumo excesivo son:

- Ergotamina
- Triptanes
- AINES
- Opiáceos
- Paracetamol (acetaminofén)
- Barbitúricos
- Cafeína

También está la posibilidad de una cefalea por rebote, o sea por suspensión de un analgésico que vienes tomando de forma crónica. Ese es el caso de la ergotamina, que es la que más se asocia a cefalea por rebote.

En términos generales podemos hablar de cefalea por abuso de analgésicos cuando estos se toman más de 10 veces al mes. Mi recomendación es que no tomes medicamentos para el dolor más de dos veces a la semana, porque en mi concepto tomar estos fármacos con mayor frecuencia te vuelve dependiente de ellos.

Medicamentos no analgésicos que te producen dolor de cabeza:

- Anticonceptivos o terapia hormonal
- Corticoides
- Digitálicos
- Calcioantagonistas
- Antihipertensivos

Los anteriores medicamentos son de uso masivo en todo el planeta y quizás en algún momento de tu vida has consumido alguno de ellos. Muchos de los pacientes que veo a diario se sorprenden porque en lugar de darles una pastilla para el dolor de cabeza, lo que hago es quitarles fármacos que vienen tomando. A veces la solución no es dar, si no quitar. Ya lo dice el viejo refrán: "Menos es más".

OTRAS ALTERNATIVAS

Aparte de los medicamentos orales para manejar la migraña de forma crónica, hay muchos tratamientos diferentes y alternativos que tu médico te puede indicar. El primero de ellos es la toxina botulínica, que usualmente se formula para aquellas personas a quienes los fármacos orales no les han hecho el efecto deseado. Debe ser prioridad de tu neurólogo tratante explicarte las ventajas y desventajas de este tratamiento. Es muy seguro y requiere de varias aplicaciones para su óptimo rendimiento. La marca comercial más conocida de la toxina botulínica es Botox. Sí, el mismo que se inyecta para alisar las arrugas de la frente. Pero este medicamento también tiene otras indicaciones: sirve para tratar distonías, blefaroespasmos, vejiga neurogénica o espasticidad, entre otras. Este es otro claro ejemplo de cuando un medicamento se crea para algo pero termina sirviendo para otras enfermedades.

Dentro de los nuevos medicamentos que llegan para la migraña están los anticuerpos monoclonales, que se aplican de forma mensual en inyecciones subcutáneas. Tanto la toxina botulínica como los anticuerpos monoclonales se indican en el tratamiento crónico de la migraña para evitar la aparición de los ataques, pero es importante que tengas en cuenta que estos fármacos, al igual que los anteriores, no tienen un efecto inmediato. Se necesita de tiempo, varias aplicaciones y mucha paciencia para ver óptimos resultados.

Otras alternativas que tienes disponibles y que la ciencia te ofrece son los dispositivos de neuroestimulación no invasivos. Estos no son para todo el mundo, pero debes agotar primero otras terapias y tratamientos. Estos dispositivos cuentan con tecnología que no está disponible en todos los países, además son muy costosos, tienen mayor riesgo y el médico debe estar entrenado en su uso.

La terapia conductual toma cada vez más importancia en el manejo de la migraña. Es aquí donde Carolina te puede ayudar muchísimo, pues ella como *coach* en biosanación emocional es clave para el tratamiento de una persona con migraña, o cualquier tipo de dolor físico o emocional. Ten presente que mente y cuerpo son uno solo. Somos seres emocionales y la salud mental es el 50 % de nuestra salud.

La acupuntura, una forma de terapia milenaria y usada en la medicina oriental, también es recomendada dentro de las terapias alternativas para el manejo crónico de la migraña. No hace parte de la primera línea de tratamiento y primero se deben agotar otras terapias. Además, este procedimiento lo debe realizar hacer una persona entrenada en la aplicación de acupuntura para la migraña.

Los 5 mandamientos
del tratamiento farmacológico
para la migraña

1. En el manejo crónico tienes que esperar por lo menos cuatro semanas para empezar a ver la mejoría de los síntomas.

2. Apenas inicie el dolor de cabeza o sientas el aura, tómate el analgésico. No esperes a que aumente el dolor, porque luego se hace más difícil quitarlo.

3. No debes utilizar opiáceos para la migraña. Estos son muy, muy adictivos, y no muestran una mejoría importante para el dolor de cabeza.

4. No uses analgésicos más de dos veces por semana por el alto riesgo de dependencia y la aparición de cefalea por abuso de analgésicos.

5. Aprende a ser paciente.

CAPÍTULO 6

Herramientas desde la biosanación
Los hábitos y la alimentación para eliminar los dolores de cabeza

POR: CAROLINA NOVOA

Si bien es cierto que un cuerpo que se alimenta bien, que se hidrata y se mantiene activo no debería enfermarse, en los capítulos anteriores vimos que por más que uno intente comer divinamente, como ser emocional que es, cuando algo no está bien con uno, esto se verá reflejado en la salud. En el caso de la cabeza, los dolores de cabeza son la primera señal de que estamos pensando demasiado, que estamos angustiados y queremos buscar soluciones a como dé lugar.

En este capítulo voy a comenzar por mencionarte algunos protocolos de alimentación muy efectivos para mejorar los dolores de cabeza. También te daré algunos *tips* que a mí me han servido y te expondré lo que hice a nivel alimenticio para mejorar. Recuerda siempre que antes de comenzar cualquier tipo de dieta debes consultarla con tu médico tratante. Quizás leyendo aquí un poco de lo que te voy a exponer, puedas interesarte en investigar si alguno de estos modelos sirve para tu caso.

ALIMENTACIÓN

Como ya aprendimos acerca de la relación del intestino con el cerebro, queda claro que es de doble vía: uno le avisa al otro cuando algo está mal y viceversa. Pues bien, teniendo en cuenta que la gasolina de nuestro cuerpo es la comida y que ella entra por la boca y hace todo el proceso digestivo, cuando un alimento no te sienta bien, tu intestino corre a avisarle al cerebro que algo anda mal y él activa sus señales de alerta, así que comienza el dolor.

Cuando llevas una dieta basada en comida real, será más difícil que tu salud se vea afectada, pues esos alimentos tienen menos conservantes, están libres de glutamato monosódico —una sal sódica de ácido glutámico que se encuentra en ciertos alimentos como aditivo alimenticio— y de colorantes, tres detonantes de las migrañas.

Aunque no existe hasta el momento un desencadenante universal de la migraña, sí hay algunos desencadenantes comunes que pueden causar episodios. Sin embargo, cada cuerpo es diferente y por eso cada caso debe ser tratado de manera individual.

En primer lugar, voy a exponerte una teoría que me parece general y con la que trabajan algunos médicos, pero que a mi modo de ver no es tan efectiva en casos crónicos. Pero te la explico, porque creo que es necesaria para que comiences a apropiarte de tu proceso.

La Asociación de Trastornos de la Migraña (Association of Migraine Disorders —AMD— de los Estados Unidos) creó un listado de alimentos que podrían desencadenar las migrañas y con el que muchos neurólogos trabajan para tratar a sus pacientes. De entrada, ten en cuenta que los conservantes, las levaduras, los nitritos y la fenilalanina son sustancias que pueden desencadenar la cefalea. Según el listado, los quesos añejados, el vino tinto, la cerveza y el chocolate contienen sustancias llamadas aminas, de las que se cree que pueden detonar los síntomas de migraña en algunas personas.

Se recomienda evitar:

- Quesos añejados o madurados (como el roquefort, el cheddar, el gouda, el brie, el parmesano, el romano y el gruyere)
- El alcohol, en especial el vino tinto o la cerveza, porque puede causar deshidratación.
- El chocolate y el cacao. Según la AMD, este es el segundo desencadenante más común de los episodios de dolor de cabeza, pues contiene cafeína y betafeniletilamina.
- Los lácteos, como la crema y el yogurt
- La salsa soya y la comida asiática (en especial la de cocción instantánea que venden en el supermercado), pues son productos llenos de glutamato monosódico
- Las carnes frías
- Las galletas con sabor, como las de queso cheddar
- Las nueces y frutos secos, en algunos casos
- Las mantequillas de nueces
- Los aderezos para ensalada embotellados
- Salsas preenvasadas, como las salsas para pasta o salsas de mostaza
- La cafeína, en algunos casos
- Los edulcorantes artificiales, el aspartame en particular
- Los alimentos congelados, por la cantidad de conservantes que llevan

Alimentación desinflamatoria (paleo) por 30 días

Me entrené como *health coach* en Medicina Funcional, en la escuela de Chris Kresser, en Estados Unidos. Kresser tiene un protocolo buenísimo que seguí durante varios meses y me funcionó de maravilla, y también les ha dado resultados magníficos a mis pacientes. Este protocolo es un poco más estricto que el anterior.

Kresser propone eliminar durante 30 días los alimentos modernos que causan enfermedad, es decir, las comidas más alergénicas, causantes de intolerancias alimentarias. Su intención es que nos centremos en una dieta ancestral.

Este protocolo pretende reducir la inflamación, mejorar la digestión e identificar qué alimentos te caen mal. Aquí dividiremos los alimentos en tres categorías:

- Alimentos de consumo libre
- Alimentos de consumo moderado
- Alimentos que deben evitarse

Alimentos de consumo libre

- CARNES DE RES Y AVES: Carne de res, cordero, pollo, pavo, pato, venado, conejo
- VÍSCERAS DE ANIMALES DE CAMPO (especialmente hígado)
- SOPAS DE CALDO DE HUESO, rico en glicina y otros aminoácidos encontrados en el colágeno, una proteína que es clave para recuperar la adecuada función de barrera del intestino
- PESCADO, especialmente pescados grasos como el salmón salvaje y la trucha
- TUBÉRCULOS, como zanahoria, papas y yuca
- VEGETALES CRUDOS O COCIDOS
- VEGETALES Y FRUTAS FERMENTADOS: Chucrut, kéfir, kim chi

- GRASAS SALUDABLES: Ghee (mantequilla de vaca clarificada), aceite de coco, aceite de oliva, aceite de aguacate y leche de coco
- SAL Y ESPECIAS NATURALES

Alimentos de consumo moderado

- FRUTAS ENTERAS, máximo 1 o 2 porciones por día
- FRUTOS SECOS. Preferir avellanas y macadamias, y consumir máximo una manotada al día
- CAFÉ O TE NEGRO, solo o con leche de coco
- CHOCOLATE NEGRO que tenga mínimo un 70 % de cacao

Alimentos que deben evitarse

- LÁCTEOS: Mantequilla, queso, yogurt, leche entera o deslactosada
- CEREALES: Pan, arroz, avena, quinoa, amaranto o trigo
- LEGUMINOSAS: Soya, maní, fríjol negro, garbanzo y lenteja
- HUEVOS ORGÁNICOS
- ENDULZANTES reales o artificiales, incluyendo azúcar, panela, miel, agave, jarabe de maíz rico en fructosa, estevia
- ALIMENTOS PROCESADOS: Batidos de proteína, leche en polvo, barritas de proteína, etc.
- ACEITES INDUSTRIALES de soya, maíz o girasol
- GASEOSAS de todo tipo, dietéticas o no
- ALCOHOL
- SALSAS PROCESADAS: De soya, mayonesa industrial, salsa de tomate industrial, salsa teriyaki, entre otras

Teniendo claro este listado, se recomienda al paciente consumir únicamente lo que está en él durante 30 días y que evite salir a restaurantes, para que se pueda apropiar de su proceso al cocinar su comida.

Si durante esos 30 días sientes alguna mejoría, lo más seguro es que alguno de los alimentos que dejaste de consumir te estaba causando inflamación y generando dolor de cabeza. También puede suceder que tuvieras una intolerancia alimenticia o sensibilidad y no te hubieras dado cuenta. Será tu médico quien te ayude con la reincorporación de los alimentos una vez finalices el proceso de 30 días. Lo que yo siempre hago con mis pacientes es que poco a poco les voy reintroduciendo los alimentos. Por ejemplo, comenzamos a reintroducir el huevo durante 3 días, vemos como le sienta a la persona y si lo tolera continuamos con otro alimento y vamos así día a día de forma acumulativa.

Etapas de reintroducción de los alimentos

Vamos a dividir en cuatro las etapas de la reintroducción de alimentos para que no vayas a enfermarte después de todo el trabajo que hiciste durante los 30 días.

1) La primera vez que vuelvas a comer un alimento, prueba un bocado muy pequeño y espera 15 minutos. Si tienes algún síntoma, no comas más.
2) Si no tienes ningún síntoma, come un poco más del alimento y espera el resto del día a ver cómo te sientes.
3) Vuelve a reintroducir el alimento por tres días seguidos. Si no detectas ningún síntoma, puedes considerar ese alimento como "reintroducido" a tu dieta normal.

Alimentos que reintegrarás en la primera etapa

- Yema de huevos (si reaccionas mal, asegúrate de que sean huevos de pastoreo, libres de soya y gluten, e inténtalo de nuevo)
- Legumbres
- Especias
- Aceites de semillas y frutos secos (aceite de sésamo, aceite de macadamia, aceite de nuez, etc.)
- Ghee hecha con mantequilla de vacas alimentadas con pasto

En la segunda etapa

- Cacao o chocolate
- Clara de huevo
- Mantequilla de vacas alimentadas con pasto
- Alcohol en pequeñas cantidades

Tercera etapa

- Nuez y pistacho
- Berenjena
- Pimentón
- Paprika
- Café
- Lácteos fermentados (yogurt y kéfir)

Cuarta etapa

- Otros productos lácteos (ej.: leche y queso entero de vacas de pasto)
- Chiles y ajíes
- Tomates
- Papas

- Alcohol y arroz blanco
- Granos libres de gluten preparados de manera tradicional (remojados y fermentados antes de ser cocidos)

Deberás tener en cuenta que debes suspender la reintroducción de un alimento ante las siguientes señales:

- Cualquier síntoma de que la enfermedad regresa o empeora
- Cualquier síntoma gastrointestinal, como dolor de estómago o cambios en los hábitos intestinales
- Energía baja o fatiga
- Antojos fuertes de alimentos, en especial las ganas por consumir azúcar y cosas grasosas para picar
- Dificultad para dormir
- Dolores de cabeza o mareos
- Molestias y dolores en los músculos
- Cambios en la piel
- Problemas con estado de ánimo, como depresión o aumento de la ansiedad

A continuación, te voy a presentar un ejemplo de diario de alimentos que puedes usar para documentar su reintroducción. Comienzas primero con los alimentos por reintroducir durante la primera etapa y una vez terminas esa etapa continúas con la segunda, hasta finalizar. Esto te tomará algunas semanas. Si al reintroducir algún alimento te sientes mal o con algún síntoma de los mencionados antes, simplemente suspendes ese alimento y lo anotas para mencionárselo a tu médico en la siguiente cita.

	LUNES	MARTES	MIÉRCOLES	JUEVES	VIERNES	SÁBADO	DOMINGO
Desayuno	Yema de huevo	Yema de huevo	Yema de huevo	Yema de huevo	Yema de huevo	Yema de huevo	Yema de huevo
Almuerzo				Legumbre	Legumbre	Legumbre	Legumbre
Cena							Aceite de macadamia

Si notas, en el cuadro reintrodujimos la yema de huevo durante tres días y como no le sentó mal a la persona, continuamos los siguientes días consumiéndola y le agregamos las legumbres por tres días más y como tampoco le sentaron mal, continuamos con el aceite de macadamia y así de manera consecutiva hasta reintegrar todos los alimentos.

Dieta de eliminación por seis semanas

Aunque me gusta más el enfoque paleo, este protocolo lo hice también durante seis semanas y me funcionó muy bien. Este, a mi modo de ver, es mucho más restrictivo, pero te lo voy a exponer para que tu determines cuál se acoge mejor a tus necesidades.

Alimentos que deben evitarse

- Jugos
- Café
- Leche
- Quesos
- Huevos
- Yogurt
- Mantequilla
- Helados
- Trigo
- Maíz
- Cebada
- Centeno
- Cerdo
- Carne de res
- Salchichas
- Embutidos
- Carnes frías
- Mariscos
- Productos derivados de la soya
- Tofu
- Maní

- Mantequilla de maní
- Aceites procesados
- Aderezos de ensalada
- Salsa de tomate
- Mostaza
- Salsas en general

- Azúcar refinada
- Miel
- Agave
- Chocolate
- Salsa teriyaki

Alimentos permitidos

- Frutas enteras
- Leche de almendras o de coco
- Arroz integral
- Yuca
- Papa
- Plátano
- Avena sin gluten
- Pescado fresco
- Cordero
- Pollo
- Pato
- Pavo
- Habas
- Lentejas
- Fríjoles

- Garbanzos
- Nuez de nogal
- Ajonjolí
- Almendras
- Marañones
- Vegetales crudos y hervidos
- Aceites de coco, de ajonjolí y de aguacate
- Agua con y sin gas
- Té
- Estevia
- Vinagre
- Todas las especias
- Sal marina

En este protocolo, si en algún momento fallas o comes alguno de los alimentos que debes evitar, al siguiente día debes comenzar de nuevo como si fuera el primer día y habrás perdido todo el camino recorrido.

HERRAMIENTAS EN EL TRABAJO DE EMOCIONES PARA MEJORAR LOS DOLORES DE CABEZA Y LAS MIGRAÑAS

Que nos escuchen, en la mayoría de los casos, resulta sumamente liberador para todos. Sin embargo, es una realidad que a veces no queremos contarle nuestros problemas a nadie y que preferimos callar. Si la gente supiera lo bueno que es acudir a terapia para liberar cargas, se invertiría más en sesiones con psicólogos, psiquiatras, biosanadores y terapeutas que en salir de compras o ir de viaje. Sé que suena loco, pero es real. Para mí, todos los seres humanos de alguna manera requerimos terapia, pues necesitamos desahogarnos.

Como aquí estoy para brindarte herramientas y no para mandarte a terapia, voy a exponerte algunos *tips* y herramientas que te pueden servir.

En los años que llevo como terapeuta he realizado todo tipo de ejercicios con mis pacientes y unos han resultado más eficientes que otros. Sin duda, el mejor ha sido la técnica de *tapping*. Se trata de una técnica de liberación emocional que se utiliza para controlar emociones y pensamientos, y ayuda a reducir el estrés y la ansiedad.

Para realizarlo, vas a necesitar la yema de tus dedos y vas a golpear suavemente en ciertos puntos energéticos mientras repites: "Me amo y me acepto como soy". Estas palabras son sumamente poderosas para quienes padecemos migraña, pues como lo he explicado a lo largo del libro, a nivel emocional la cabeza se ve afectada cuando estamos abrumados de problemas o pensamientos que no podemos liberar fácilmente. Entonces, mientras golpeas con los dedos las siguientes partes del cuerpo vas a repetir: ME AMO Y ME ACEPTO COMO SOY:

1) La parte superior de la cabeza, en todo el centro
2) El borde interior de la ceja
3) El hueso debajo del ojo
4) Entre la nariz y el labio superior
5) Entre el labio inferior y la barbilla
6) En algún lado de tu clavícula
7) Cerca de alguna de las axilas

El ejercicio puedes repetirlo cada vez que tengas dolor de cabeza. Te va a ayudar muchísimo a relajar los puntos energéticos y a decirle a tu cuerpo que todo va a estar bien, que confíe y esté tranquilo.

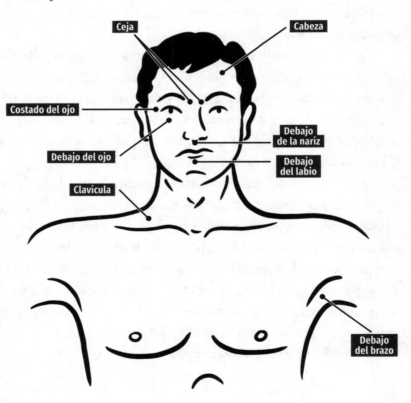

TIPS CASEROS PARA MEJORAR EL DOLOR

Para mí el mejor *tip* es intentar desconectarse del celular y masticar hielo, cuando uno tiene migraña. Es una realidad que cuando tenemos dolor de cabeza y estamos trabajando, lo último que vamos a poder hacer es sentarnos a meditar o apagar la luz, entonces masticar hielo funciona muy bien, porque alivia el dolor.

Existen diferentes herramientas que podemos usar y las voy a mencionar a continuación:

- Masajea las áreas de la cabeza donde tienes dolor. Usa dos dedos para masajear en el sentido de las manecillas del reloj presionando el sector donde tienes la migraña, para que se pueda reducir poco a poco. Deja de frotar en el momento en que sientas la mejoría.
- Utiliza hielos envueltos en una toalla y ponlos en el sector donde te esté doliendo. Déjalos por un rato y luego retíralos, esperas unos minutos y repite el procedimiento.
- Presiona con la yema de los dedos el cuero cabelludo en donde nace el pelo, detrás de las orejas y en la nuca.
- Toma una papa y pártela en dos. Recuéstate y pon una de las partes en tu frente. Sé que suena chistoso, pero la papa absorberá el dolor y mejorarás.
- Otro *tip* que me dio una prima y me ha funcionado de maravilla es tomar un pañuelo blanco y bañarlo en alcohol, amarrarlo en la cabeza como si fueras Rambo y dejarlo durante unos 10 minutos. Retíralo y vuélvelo a remojar en alcohol hasta que el dolor mejore.
- El uso de mentol también ayuda muchísimo, pues permite que respires mejor y eso siempre ayuda a disminuir los dolores en general.

- Si tienes la posibilidad de recostarte, hazlo a oscuras, sin computadores, ni celulares y sin ruido. De esta manera vas a poder estar relajado y la cabeza se va a tranquilizar.
- Respira. Así como suena de fácil, es fundamental. Los ejercicios de respiración ayudan a eliminar la tensión física y emocional. A veces tan solo necesitamos oxigenar nuestros pulmones y no caemos en cuenta de que llevamos un ritmo tan acelerado que no estamos dejando a nuestro cuerpo respirar y descansar.

CAPÍTULO 7

Proceso de sanación de una persona con dolor de cabeza y migraña

Ahora sí llegó el momento de ponernos manos a la obra para mostrarte un proceso detallado que decidimos realizar para probarte que sí es posible la sanación de un dolor de cabeza y de una migraña. En este capítulo vas a encontrar testimonios de varios de los pacientes del doctor Bello, incluido el mío, el de Carolina Novoa, cuyo tratamiento llevé a cabo durante cinco meses, en los que me puse a su disposición para conocer de primera mano cómo erradicar mis dolores de cabeza.

TESTIMONIO DE CAROLINA

En este capítulo vas a conocer a Carolina Novoa la paciente, no la periodista ni a la terapeuta. Así como tú, yo me di a la tarea todos esos meses de desprenderme del conocimiento que tengo y entregarme a un proceso neurológico para ir a la raíz desde lo médico, lo emocional visto desde mi oficio, y lo nutricional, acompañado por el doctor Bello, pues una cosa es comer saludable y otra es comer lo necesario para sanar una condición.

Durante la introducción te expliqué un poco acerca de quién soy y por qué el doctor Bello y yo decidimos hacer este libro, pero nuevamente es importante retomar mi historia pues, como te lo he dicho, cualquier diagnóstico más allá de lo que diga el médico es el resultado de toda una vida: del pasado, de la actualidad, de los traumas, de las vivencias, de los hábitos y de la forma de ver la realidad de cada persona.

Tengo 35 años y desde que tengo uso de razón soy una mujer muy acelerada y sumamente disciplinada. Nací en los Estados Unidos, pero crecí en Colombia en una familia de militares y con una madre odontóloga que tuvo la fortuna de poder dedicarse a mi hermana Andrea y a mí. Esto lo agradezco hoy, pues nuestros éxitos han sido resultado de ello, de haber crecido en un hogar con el amor y la presencia de una madre, una abuela que nos cuidaba para apoyar a mi mamá, y un padre, que aunque estuvo en la selva colombiana durante los primeros 12 años de mi vida, siempre fue sumamente amoroso. Tanto así, que hoy lo considero el gran amor de mi vida.

Crecí siendo la niña más alegre y extrovertida que imagines. Parecía una abuelita, hablaba hasta por los codos y siempre me llevaba muy bien con los adultos, pues crecí rodeada de gente mayor. No me gustaba mucho jugar, prefería hacer reinados y ejercer de presentadora en ellos. Me encantaba estar en casa de mi abuela disfrazándome con la ropa de mi mamá y de mi abuela para verme mayor. Siempre tuve afán por ser mayor, hoy lo pienso y me río, porque en realidad, aunque a la mayoría de las mujeres les afecta decir su edad, a mí nunca me importó y a mucho honor me siento orgullosa de la edad que tengo y de todo lo que he vivido.

Si algo me ha caracterizado a lo largo de la vida es la disciplina. No puedo irme a la cama con pendientes en mente y cuando me propongo algo, lo logro a como dé lugar, desde una dieta hasta un objetivo laboral o académico. Siempre me enorgullecí de ser disciplinada y psicorrígida. Era la primera en terminar las tareas, en salir de los exámenes y en adelantar las clases en la universidad mientras trabajaba al mismo tiempo en RCN Televisión como presentadora de noticias. Gracias a esa disciplina obtuve reconocimientos profesionales y me convertí en presentadora de noticias en Colombia a muy corta edad. Luego ejercí esa profesión en Estados Unidos y allá incluso me gané un Emmy Award (el premio anual a la excelencia televisiva que se entrega en ese país) y fui nominada varias veces.

Desde que nací he tenido una digestión terrible. Mi mamá me cuenta que de bebé no iba al baño y aún recuerdo el dolor y el esfuerzo que tenía que hacer de niña para defecar. Para mí ir al baño a diario no es algo común y si dejo de comer de manera estricta o estoy afectada emocionalmente, peor. A los 16 años, cansada de la mala digestión, comencé a tomar un té verde laxante que vendían en Colombia y que fue santo remedio para mí. Tenía que poner dos bolsas de té en infusión a diario para poder ir al baño. Una persona normal infusiona una sola bolsa y queda con diarrea el día entero, pero en mi caso era tan estreñida que dos me mandaban al baño normal. Tomé este té durante 14 años, hasta que en Miami encontré a una médica experta en colon que me ayudó de forma natural a reconstruir mi flora intestinal y poco a poco, junto a una alimentación superestricta, comencé a ir al baño a diario. Durante algunos meses me sentí muy bien, hasta que mis horarios laborales cambiaron en el canal y mi cuerpo volvió a enloquecer. Cuando una persona es sensible del estómago, un cambio de rutina puede afectarla más de lo que crees. Nunca volví a tomar el té verde, pero tuve que empezar a consumir probióticos, cáscara sagrada y en casos especiales laxante.

Cuando mi digestión comenzó a fallar de nuevo, los dolores de cabeza esporádicos que me daban cuando estaba estresada laboralmente se agudizaron y a veces eran tan insoportables que debía encerrarme a oscuras hasta que se me pasaran. Como yo presentaba el noticiero de la madrugada en Miami, soportar un dolor desde las 3 de la mañana era terrible, y para evitarlos me tomaba hasta tres pastillas y cuatro cafés con tal de poder cumplir con mi trabajo. Claro, los síntomas mejoraban, pero cuando se pasaba el efecto del medicamento volvían los dolores y era un círculo eterno. Una locura. Pero todo en la vida tiene una razón. Fui a muchísimos médicos en los Estados Unidos, tanto tradicionales como alternativos, pero nada lograba mejorarme de los dolores. Entonces, decidí certificarme en Nutrición para entender qué era lo que me pasaba. Así fue como me puse de ratón de laboratorio de mi propio proceso y comencé a comer de manera muy disciplinada de nuevo y a identificar qué me generaba las migrañas. En un comienzo, detecté que estaba relacionado con el día en que no podía ir al baño, con los días en que madrugaba y los días en que no me hidrataba bien. Lo que me parecía extraño es que, siendo tan psicorrígida con mi alimentación, donde ni siquiera pecaba y siempre me alimentaba como en un régimen militar, los dolores de cabeza seguían.

De casualidad hacía unos meses había comenzado a tomar *whey protein* por recomendación de un nutricionista amigo mío, pues le dije que yo no podía desayunar huevos a las 2 de la mañana porque no me entraban. Entonces encontré que la proteína en polvo era mi salvación y decidí usarla para la primera y última de las seis comidas diarias que hacía. Mis días eran larguísimos, a veces tenía que trabajar de 3 de la mañana a 11 de la noche, pues en las noticias no hay horario cuando algo ocurre. Entonces la proteína en polvo era una excelente solución para mí.

Lo que yo no imaginé fue que la *whey protein* me pudiera estar afectando los dolores de cabeza. También me afectaba una resistencia a la insulina, que no sabía que tenía. Me daban unos mareos constantes y eso me asustó. Por eso, decidí viajar a Colombia y tratarme con el médico funcional Carlos Jaramillo, quien me pidió que suspendiera la *whey protein* y retomara mi alimentación basada en comida real. Además, me explicó que los mareos se debían a que tenía resistencia a la insulina y que para sanarlo de raíz debía dejar de hacer seis comidas diarias y pasar a hacer únicamente tres. También me ordenó no consumir nada de azúcar, ni lácteos, ni ultraprocesados. Al comienzo me sentí en *shock*, porque pensaba que, a pesar de los horarios locos, estaba comiendo bien. Pero si quería sanarme y ya estaba estudiando Nutrición, las recomendaciones del doctor Jaramillo eran muy apropiadas y lo mejor que podía hacer en ese momento.

Me costó muchísimo trabajo hacer solo tres comidas al día, pues mis jornadas eran demasiado extensas, pero es normal que nos demoremos unas cuantas semanas en incorporar un nuevo hábito. Después de tres semanas me acostumbré. Te confieso que duré dos semanas con náuseas y siempre que consumía comida normal me daba reflujo. Mi cuerpo se estaba autosaboteando para no recibir huevos, pollo, en general comida real. Bajé cerca de 4 kilos de peso, que es muchísimo, más aún porque soy de contextura muy delgada. Estaba superdelgada pero sana, los dolores de cabeza mejoraron, la digestión también y los mareos desaparecieron.

En el 2019 renuncié a mi trabajo, pues decidí irme a Nueva York donde vivía Edgardo, quien en ese momento era mi prometido. En ese entonces me daban dolores de cabeza esporádicos cuando no había comido, o si estaba en el sol haciendo una transmisión en vivo para el noticiero o si algo extraño ocurría. Cuando me instalé en Nueva York todo empeoró. Recuerdo que aterricé para establecerme allá el 19 de junio del 2019 y apenas entré a la casa sentí un dolor de cabeza impresionante. Le pedí a Edgardo que prendiera el aire acondicionado, pues el verano en esa ciudad es infernal y nuestra casa tenía piso de madera y el calor que hacía era insoportable. Ese día me tomé dos Excedrin, un medicamento superfuerte compuesto de cafeína, acetaminofén y aspirina, y el dolor mejoró. Así transcurrieron los días, entre ubicarme en una nueva ciudad, tramitar nuestro matrimonio, organizarme como esposa y comenzar a evaluar en qué iba a trabajar, pues como pareja ya habíamos tomado la decisión de que él permanecería como el presentador principal de noticias de Telemundo y yo me dedicaría a la nutrición y a ayudar a muchos a través de las redes sociales.

Con lo que no contamos fue que, unas semanas después, a él le diagnosticaran un cáncer terminal en el cerebro y que todos nuestros planes cambiaran. Ahí comprendí de inmediato lo que ese dolor de cabeza del día que había aterrizado en Nueva York me estaba queriendo decir. Como terapeuta espiritual tengo la fiel convicción de que el alma nos manda señales para que nos preparemos para lo que viene. Lógicamente nunca me lo esperé, pero, una vez nos dieron el diagnóstico, entendí que me estaba enfrentado a la prueba más grande de mi vida. Estaba recién casada y mi esposo iba a fallecer. Todos mis sueños y mi ilusión se iban al piso y no podía debilitarme pues se venían tiempos difíciles donde él sería prioridad y yo debía centrarme en apoyarlo en su sanación.

En Nueva York acudí a un neurólogo que no me resolvió ninguna duda, pues me hizo una cantidad de exámenes durante dos días y al final me dijo que debía ser algo hormonal y que tomara un protocolo de esteroides si me molestaba el dolor. Al decirme que era algo hormonal, me fui para donde un ginecólogo a que me revisara, pero este resultó peor, pues me dijo que tomara acetaminofén y regresara adonde el neurólogo. En fin, el uno le lanzó la pelota al otro y así.

También acudí a terapeutas espirituales y uno de los que visité me explicó que el dolor estaba relacionado con mi sensibilidad hacia las energías, pues en las tribus primitivas los miembros más sensibles tenían dolores de cabeza cuando alguna amenaza se avecinaba. Esto me hizo sentido, pues ese dolor de cabeza desde el día que había aterrizado en Nueva York quería decirme algo. No me cabía la menor duda de que mi cabeza, la pensadera extrema y la angustia me querían alertar acerca de algo. Tenía muchas cargas en ese momento, pues además de esposa debía responsabilizarme por las medicinas de Edgardo, hablar con sus jefes, comenzar a prepararnos legalmente para lo que se venía y todo lo que debería afrontar.

Yo soy una persona que no se deprime con facilidad, es raro que me vean triste. Siempre soy una persona que busca resolver. Eso es lo mío. Con la situación de Edgardo no iba a ocurrir lo contrario, me apropié del asunto, hice cálculos y comencé a prepararme para el futuro próximo. Contacté a mis abogados para que le ayudaran a dejar su testamento listo, dejar a su hija —que vivía en México— cobijada y organizada al menos económicamente, llamé a los seguros, a sus jefes y a mi familia, y con todos comencé a trabajar de la mano. Tenía que pensar el triple. Las mamás deben entender lo que viví. Sobre mí recaía la responsabilidad de una persona, que además era adulta, que tenía un matrimonio anterior, una hija que no era mía, un trabajo en el que él era la imagen principal del canal número uno de noticias de habla hispana. A nivel emocional mis dolores de cabeza eran obvios, estaba sobrecargada y mi pobre cerebro no paraba de correr. Lo tenía loco y su manera de pedirme que parara era a través del dolor.

Yo pensaba que cuando Edgardo muriera el dolor iba a desaparecer, pero no. Siguió y empeoró un poco más. Había quedado viuda y ya no tenía trabajo, pues renuncié por cuidarlo a él, y además aún estábamos en plena pandemia y tenía que pagar deudas, comenzar a ejercer y mudarme, pues no pensaba quedarme en la misma casa donde él había fallecido. Afortunadamente, y de la mano de Dios, todo salió bien. Me mudé a otro apartamento en el Upper West Side de Manhattan, donde fui feliz por 6 meses. Pero los dolores de cabeza seguían y el estreñimiento regresó. En ese apartamento me enfoqué en hacer un proceso *fitness* para recuperar mi cuerpo, porque estaba agotada y comencé a comer un poco más para ganar masa muscular. Sin embargo, me di cuenta que mi cuerpo no toleraba grandes porciones de comida y que cuando comía cantidades grandes se me agudizaba el dolor de cabeza.

Al quinto mes de vivir en ese apartamento, decidí regresar a Miami, la ciudad donde había vivido los últimos años y donde mejor me sentía. Al menos tenía a todos mis amigos cerca en caso de que algo me ocurriera, y era una ciudad mucho más central para cuando mis padres vinieran a visitarme desde Colombia. Pensé que en Miami mejoraría, pero no fue así, entonces fui donde una neuróloga, que me dijo que no era necesario hacerme una resonancia, porque la ubicación de mi dolor indicaba que la migraña era hepática y que debía comer pequeñas porciones de forma frecuente e inyectarme unos sueros naturistas para descargar el hígado.

Yo ya estaba enloquecida por tanto diagnóstico. Estaba comiendo muy bien, no consumía alcohol ni comía en exceso como para que eso me estuviera sucediendo, pero opté por someterme al protocolo de dieta de eliminación durante 6 semanas para identificar qué estaba pasando o si estaba teniendo alguna sensibilidad.

Superjuiciosa, hice el protocolo y perdí 7 kilos. Ahí puedes ver lo restrictivo que es ese protocolo. Pero no importaba, lo que valía era que los dolores mejoraran y así fue. Suspendí los huevos, los lácteos, eliminé el azúcar por completo y los enlatados, pero lo que más me costó fue dejar de comer cuando salía a cenar por fuera, pues tengo una vida social bastante activa y por mi trabajo me invitaban a muchos eventos donde aunque no comiera nada fuera de mi dieta, desconocía con qué aceites cocinaban y los condimentos que utilizaban.

Me sentí muchísimo mejor, hasta que viajé a Asia, donde por dos días sentí que casi me muero del dolor de cabeza. La comida en Asia me resultó dificilísima de digerir. Estábamos en un *tour*, en el que a diario cambiábamos de destino y de hora, y por lo tanto mi reloj biológico se enloqueció. Ahí fue cuando decidí tomar cartas en el asunto y erradicar estos dolores de cabeza de una vez por todas. De casualidad, el doctor Bello me contactó para un *live* por Instagram tras el lanzamiento de mi primer libro, y me gustó muchísimo el abordaje que hizo del tema. Así que comenzamos a trabajar en mi caso. Y será él quien más adelante te explique cómo fue mi proceso de mejoría, qué encontró en mí y cómo me ha tratado en estos últimos meses.

La conexión emoción y espiritualidad en mi proceso

Era el 15 de diciembre del 2022 cuando estaba en una firma de libros con mi editora, Carolina Vegas. Mientras charlábamos, le manifesté que seguía con muchas migrañas y que estaba preocupada. Ella se tomó un tiempo en mirarme y me dijo:

—Yo siento que tú tienes un bloqueo en el sector del corazón —y luego me señaló el pecho.

—Pero si yo trabajo tanto en esto, no entiendo qué puede ser.

Carolina me puso en contacto con Teresa Salazar, también autora suya y angelóloga, y ese mismo día recibí un mensaje que me cambió la vida. Aprovecho para copiarlo y pegarlo aquí textualmente:

Hola querida Carolina, soy Teresa Salazar. Te escribo, porque estoy sin voz y con malestar, pero quería dejarte este mensaje, que viene de parte del arcángel Rafael para ti, con mucho amor. Desbloquea tu corazón. Deja fluir todo el amor compasivo que entregas a otros en amor generoso hacia ti. Permite que fluya un torrente de amor de forma natural, para así conectar con la serenidad que ya conoces en lo profundo de tu alma. Tu camino en el servicio te permitirá recobrar fácilmente tu salud y dejar el espacio disponible para conectar de nuevo con el amor en tu vida. Todo lo que vives hoy es el resultado del dolor emocional que viviste. No te agobies, tu alma lo había escogido para que puedas llenar de luz y amor con tu experiencia y ejemplo a muchos de los que sufren y perdieron la fe. Hoy despierto tu corazón a la valentía, para que te inspires por el centro del verdadero amor, con la firmeza y la seguridad que aprendiste en la gran maestría del dolor que te transformó en amor y servicio. Sonríe, siéntete cuidada y amada. Los ángeles estamos contigo.

Quedé en *shock*. Teresa no me conocía y aunque Carolina nos puso en contacto, ella no tenía por qué saber nada, ni de mis migrañas ni de mi historia de duelo, que era más que evidente que aún no había sanado. Para mí fue algo muy hermoso. Sentí un calambre en la sien, al lado izquierdo del rostro, donde siempre me dolía la cabeza y sentí un poder sanador impresionante en mi cerebro. Era real, yo tenía un bloqueo inconsciente en mi corazón. Me estaba negando a regresar al amor. Transmitía amor a mis seres queridos, a mis pacientes y seguidores, pero no quería permitirme ser amada de forma transparente e incondicional. Todo cambió desde ese momento. Si te cuento que comencé a ver la vida de otra manera, quizás te parezca absurdo, pero así fue. Me apoderé de mi don de servicio y comencé a darme la oportunidad de permitir que otros también me dieran ese amor incondicional que yo profesaba.

Comenzaron a aparecer personas maravillosas. Las relaciones que ya existían en mi vida se solidificaron exponencialmente. A quienes ya amaba, comencé a amarlos el triple, y ellos a mí. O al menos comencé a sentir realmente desde ese momento el inmenso amor que me tenían. Cada vez que me trataba de dar dolor de cabeza solo pensaba en el mensaje de san Rafael y me cubría de amor incondicional. Cerraba mis ojos y veía un rayo verde esmeralda de sanación que me envolvía la cabeza y luego un rayo rojo color cereza muy potente que me llenaba. Algo inexplicable y maravilloso.

Con esto comprendí nuevamente, y por enésima vez en mi vida, que el poder de la sanación abarca muchas facetas: la neurológica, junto a tu médico de cabecera, un acompañamiento emocional y por supuesto un abordaje espiritual, pues así te creas ateo, todos en este mundo sabemos que existe una fuerza universal, ya sea que la llamemos energía, Dios, Alá, fuente. Sin importar nuestra religión, todos venimos de una fuerza suprema que se nos manifiesta en lo que a veces llamamos coincidencias, pero yo las llamo aprendizajes y "dioscidiencias".

¿Entonces de dónde venía mi dolor de cabeza si ya había cambiado mis hábitos? Pues evidentemente tenía un bloqueo emocional. En mi corazón me negaba a la fuerza universal que es el AMOR, me negaba a rehacer mi vida, tenía pánico de volver a tener un novio o un esposo, me sentía llena de miedos al pensar en una relación. Era obvio, mi corazón relacionaba el amor con el sufrimiento por la pérdida de mi esposo, mi corazón estaba queriendo blindarse para no sufrir el día de mañana. Estaba blindándose a recibir amor pleno, transparente, incondicional y verdadero.

Mi diario de alimentos y emociones

Compré una agenda y empecé a registrar qué sucedía de extraordinario el día que me daba el dolor de cabeza. Para sorpresa mía me di cuenta de que amanecía con dolor de cabeza. Es decir, que algo estaba pasando mientras dormía o la noche anterior.

Soy una persona muy psicorrígida, ya te he dicho, y le echo cabeza a mil cosas al mismo tiempo. Tengo mi cabeza andando a mil por hora y cuando me acuesto tiendo a organizar el día siguiente, pues me genera ansiedad levantarme y tener muchos mensajes y pendientes. Entonces, durante mi tratamiento con el doctor Bello, opte por escribir qué pensaba durante la noche, lo registraba en mi diario y me acostaba a dormir.

Me di cuenta de que cuando me acostaba angustiada o estresada tenía unas pesadillas espantosas que me levantaban con una migraña muy fuerte. También analicé que estaba apretando la mandíbula y los dientes al dormir, y eso me estaba afectando muchísimo por la rigidez que me generaba en la cara y el cuello.

Tener un diario o una agenda y anotar lo que sientes es buenísimo, y al final de la semana revisas qué día te dio dolor de cabeza y miras si está vinculado con alguna emoción fuerte que hayas tenido con tu jefe, con tu familia, con tu pareja, cualquier angustia.

Lo mismo hice con la comida. Entonces el día que me daba migraña anotaba qué había consumido, y como los dolores empezaban de noche, analizaba qué había cenado. Para sorpresa mía identifiqué que las almendras, los pistachos, las harinas de nueces, las fresas, el chocolate negro —por más que tuviera 70 % de cacao— y los postres *light* me estaban generando las migrañas. Mi intestino no podía procesar esos endulzantes artificiales, tampoco las nueces, ni las fresas. Y me daba rabia porque era comida sana. No entendía por qué, si estaba comiendo bien, me pasaba esto. La respuesta es fácil: comer bien no es garantía de comer para evitar migrañas. Así de sencillo.

Y fíjate lo curioso que descubrí también. Los supuestos productos detonadores de migraña, como el café, no me afectaban. También me di cuenta de que la carne roja era santo remedio para mí. Así que cuando salía de fiesta y cenábamos, comencé a pedir carne roja y se me mejoraba la cabeza. Increíble, ¿no?

Lo importante a la hora de identificar qué alimento te genera dolor de cabeza es que comprendas que cada cuerpo es diferente y que tienes que ser tu propio ratón de laboratorio. De nada te va a servir guiarte por lo que le genera migraña al vecino.

Compra una agenda, o incluso usa la misma que llevas para tu día a día, y anota en un color la emoción que tuviste antes de la migraña y en otro los alimentos que consumiste. Al final de la semana, revisa qué alimento fue un patrón y qué emoción también. Te servirá muchísimo.

Mi proceso con el doctor Bello

Solo puedo decir que siento agradecimiento y total amor por el proceso que he llevado con Leonardo, pues desde el primer día en que tuve el *live* con él sentí una conexión profesional increíble. Su paciencia durante mi proceso ha sido impresionante. Pasar de tener migraña a diario a tener dolores esporádicos es una bendición. Quienes sufrimos de dolores de cabeza sabemos a qué me refiero. Identificar qué alimentos, cuándo, por qué nos desatan los dolores es un desafío diario, pues así como hay gente que es sensible a los problemas estomacales, quienes somos propensos a los dolores de cabeza somatizamos todo ahí y debemos cuidarnos sobre todo con la alimentación.

A hoy, tengo completamente identificado que mis dolores de cabeza se producen dos días en el mes, que son los dos días más fuertes de mi ovulación y que corresponden exactamente a los días 17 y 18 en mi ciclo. Como saben, cada caso es diferente, pero quisiera que el doctor Bello entre a narrar específicamente lo que encontró en mi proceso y te explique de forma detallada cómo lo vivimos, pues en un comienzo yo tenía miedo de tomarme el medicamento. Al ser *health coach* holística no me gustan las medicinas, pero él con su bondad me explicó por qué debía tomarlo durante un tiempo específico. Hoy únicamente debo tomar la medicina en esos dos días críticos en los que no hay poder humano que me calme el dolor de cabeza.

CAROLINA NOVOA DESDE LA VISIÓN DEL DOCTOR BELLO

Por aquellos azares caprichosos de la vida conocí a Carolina en redes sociales, a través de su Instagram, para ser más exacto. No sabía quién era y no la busqué específicamente. Solo me apareció un día mientras hacía *scroll* y me gustó mucho el contenido que comparte en YouTube y Facebook sobre hábitos saludables, en especial sobre alimentación, y el dominio que tiene del tema. Aparte de que he aprendido de su contenido, me sorprendió mucho cómo una periodista acostumbrada a las cámaras, a redactar, a la radio y demás fuera capaz de incursionar en un ámbito tan ajeno a lo que ella había hecho siempre y convertirse en *coach* en biosanación. Además, me impresionó cómo daba testimonio de todo lo aprendido, sumado al crecimiento que tuvo por cuenta de la enfermedad de su esposo. Una mujer viuda, que más allá de echarse a la pena por la terrible enfermedad que es un cáncer cerebral, lo tomó como una oportunidad para crecer como persona y aprender para convertirse hoy una gran profesional que impacta positivamente en las personas.

Cuando Caro llegó a mí venía de una etapa muy fuerte de dolores de cabeza constantes. Había acudido a muchos médicos especialistas, todos con un efecto de sanación diferente. Algunos lograban pequeños cambios y otros sencillamente nada; incluso estuvo en manos de Carlos Jaramillo, que es un médico funcional muy reconocido y que sin duda logró un cambio en ella, especialmente en su relación con los alimentos y su salud mental.

Una de las primeras cosas que empecé a trabajar fue la introspección. Se trata del conocimiento propio de la enfermedad, entenderla, para así yo también poder comprender de la mano de mi paciente. Caro ya sabía que su problema era de migraña y desde la primera consulta a mí no me quedó la duda de que su diagnóstico fuera ese. Luego empezamos a identificar los facilitadores y los desencadenantes del dolor. También comenzamos a ajustar algunas rutinas y a modificar ciertos alimentos. Es muy importante en una persona con migraña tener rutinas, eso ya lo dije antes: la misma hora para despertar y acostarse, siempre los mismos horarios para las comidas del día, mantenerse hidratado, usar el mismo medio de transporte, tener los tiempos específicos para el trabajo, etc. Cualquier cambio en la rutina, por pequeño que sea, puede desencadenar un ataque de migraña.

Carolina tiene una particularidad que es bien difícil de quitar en las personas con migraña. En ella los ataques más fuertes sucedían cada mes de acuerdo con su ciclo menstrual. Incluso pudimos quitar todos los dolores de cabeza en las primeras consultas, pero los ataques que aparecían con el periodo menstrual fueron, literalmente, un dolor de cabeza. Y es que el periodo es uno de los facilitadores de migraña más frecuentes que existen. Para mejorar esta condición decidí dejarle AINES durante la menstruación. Pero había algo más que dificultaba la situación y es que Caro tiene un dispositivo intrauterino hormonal (que sirve también como anticonceptivo), que hace que no menstrue de manera regular todos los meses. Así que tuvimos que empezar a contar el ciclo con calendario en mano para entender en qué momento se hacía más intenso el dolor y que ella tomara el medicamento durante cinco días específicos cada mes. Fue así que finalmente pudimos controlar los ataques de migraña. Aunque no hemos logrado prevenir los ataques al 100 %, sí han bajado en frecuencia e intensidad. Se volvieron cefaleas más leves, que ya no tenían otros síntomas asociados y tampoco ocurrían mes a mes.

Cuando mejor íbamos con Caro en su tratamiento, y lo digo porque logramos tener períodos largos de remisión de la cefalea, recibí un mensaje poco alentador de su parte: estaba pasando por un momento difícil a nivel emocional. Tenía el ánimo por el piso, no quería pararse de la cama, estaba con llanto fácil y sentía ganas de salir corriendo. Empecé a interrogarla para ver qué había cambiado y qué estaba pasando. Llegué a pensar que se trataba de algo con la alimentación que debíamos ajustar, pero todo parecía andar bien en ese aspecto. La evaluación que le hice sí me hizo caer en cuenta de un detalle importante: por esos días había comenzado su programa de radio *Salud y algo más*, y entendimos que ese cambio en su rutina era un gran desencadenante, lo cual, sumado a que no hacía radio desde tiempo atrás y que es la encargada de dirigir el programa, hizo que la presión aumentara por cuenta de la gran responsabilidad que llevaba en sus hombros. Hay que entender que no somos perfectos y tener un conocimiento acerca de estilos de vida y buenos hábitos no nos hace inmunes a los errores, y podemos enfermarnos también. Sé que algunos piensan: "Yo para qué me cuido, si al final voy a morir". Claro, esa frase es cierta, pero también debes tener en cuenta que cada uno decide de qué morirse, de acuerdo con sus hábitos. Tras varios meses de tratamiento con Caro, sus migrañas están controladas y ha identificado que existen algunos alimentos que la afectan y que también debe estar alerta durante los días anteriores a su periodo. En la actualidad podemos decir que su caso es de éxito y que se desenvuelve muy bien en su día a día.

Aquí te dejo una lista de los facilitadores de ataques de migraña:

- Abstinencia de cafeína o adicción a sustancias como el cigarrillo
- Cambios en los niveles hormonales durante el ciclo menstrual o por el uso de píldoras anticonceptivas
- Cambios en los patrones de sueño, como no dormir lo suficiente
- Tomar alcohol o abstenerse del mismo, así como de otras drogas
- Estrés físico o emocional
- Ruidos fuertes o luces brillantes

- Cambios en las rutinas, como pasar por alto comidas, cambiar de empleo o de casa

AURA

Hace mucho tiempo no veo a Aura. Solo me comunico con ella por vía telefónica o por WhatsApp. Dejó de ser mi paciente para convertirse en mi amiga. Aura ya no me dice 'doctor', me dice 'hijo', y eso me agrada. Nos tenemos tanta confianza que es capaz de contarme cosas íntimas de su vida y su dolor de cabeza es historia. A veces tiene episodios de cefalea muy leves, pero se resuelven fácilmente con acetaminofén. Nunca pierde oportunidad para darme las gracias, y yo también le doy las gracias por haberme escogido como su médico tratante y ahora su amigo. Te imaginarás la felicidad que se siente cuando logras curar a alguien y eso cambia la calidad de vida de esa persona. Es algo indescriptible.

El nombre de Aura coincide con el término de 'migraña con aura' y, para los incrédulos, los que se atreven a pensar que es un personaje de ficción, pues no es así. Aura existe. Es tan real como tú y yo. Vive en la ciudad de Bogotá, es madre de dos hijos, viuda y una abuela feliz con sus nietos. Ya está preparada para su vejez, tiene sus rutinas, hace ejercicio, come dos veces al día, a veces tres, en ocasiones me cuenta que se da sus gustos con la alimentación, así no sea tan saludable, pero lo disfruta y es consciente de eso. Aura tenía el tipo de aura más frecuente entre las personas que sufren de migraña, el que se llama espectro de fortificación y que aparece en el 90 % de las personas que sufren esta enfermedad. Recibe ese nombre porque la imagen que se reproduce en el campo visual se asemeja a las murallas de un fuerte medieval.

Puede comenzar como un pequeño agujero de luz, a veces con líneas en zigzag o en formas geométricas brillantes.

Como parte de la herencia que puede tener la migraña, ahora atiendo a su nieta, Laura, que es una chica de 17 años con unos dolores de cabeza terribles.

Soy una persona muy curiosa y me gusta mucho conocer el significado de los términos. Debe ser por eso que en el perfil neuropsicológico en lo que mejor me va es en la memoria semántica. Me puse a averiguar las definiciones de aura, y estas fueron todas las que encontré en el diccionario de la Real Academia Española de la Lengua (RAE):

Aura
Del lat. aura, y este del gr. αὔρα aúra, der. de ἄειν áein 'soplar'.
1. f. Viento suave y apacible. U. m. en leng. poét.
2. f. Hálito, aliento, soplo.
3. f. Favor, aplauso, aceptación general.
4. f. Parapsicol. Halo que algunos dicen percibir alrededor de determinados cuerpos y del que dan diversas interpretaciones.
5. f. Med. Sensación o fenómeno de orden cutáneo, psíquico, motor, etc., que anuncia o precede a una crisis de epilepsia o de alguna otra enfermedad.

MIGRAÑA OCULTA

Viví en Cali durante dos años. Para quienes no conocen esa ciudad, los invito a conocerla, su gente es maravillosa. Allá pasé la difícil temporada de la pandemia del covid-19, estuve encerrado dos meses y solo salía hasta la puerta a recibir domicilios, muerto del susto. Veía a los pacientes a través de consulta virtual y eran muy pocos, porque la mayoría de los pacientes que veo son adultos mayores y no son muy ágiles con la tecnología. Solo iba al hospital en casos extremos. Debo confesar que pase por muchas etapas en ese momento. Primero negué la existencia de un virus que estuviera matando gente, pensé que era un invento o que eso nunca iba a llegar a mi país. Luego entré en pánico. Me dio mucho miedo cuando empecé a ver morir gente cercana, amigos, colegas, familiares, hasta que llegó la muerte de un tío muy querido por toda mi familia y fue un momento de mucha rabia sin poder entender por qué sucedía todo eso. Finalmente llegó la aceptación, comprender que fue un suceso para la humanidad, por el que teníamos que pasar debido a nuestra propia conducta.

Antes de iniciar la pandemia hacía consulta de lunes a viernes en las mañanas. Allí me acompañaban los estudiantes de pregrado de Medicina y los de posgrado de Medicina Familiar de la Universidad Javeriana. No recuerdo muy bien la fecha, pero un día por fuerza mayor cambié la consulta para la tarde. Ese día llegó a mi consulta Gladys, de 58 años de edad, una mujer de aproximadamente 160 cm y con algo de sobrepeso. Hablaba bastante, y yo soy muy callado, entonces no tuve que preguntarle muchas cosas porque ella iba contando todo. Refería síntomas desde hacía dos años, le daban episodios de sensación de adormecimiento en el cráneo (parestesias) hacia el lado izquierdo y a veces sentía las mismas parestesias pero en la cara anterior de su muslo derecho o en la pierna izquierda. Estos episodios eran autolimitados y duraban de 15 a 20 minutos. Por lo general se iban solos o en algunas ocasiones tomaba naproxeno y se le quitaban. Le pregunté si en algún momento de su vida había sufrido de dolores de cabeza y me dijo que era raro que le doliera la cabeza, que incluso podía hasta contar los días en que tenía cefalea al año. También le pregunté si en su familia había antecedentes de migraña y la respuesta fue negativa. Tampoco tenía antecedentes médicos de importancia, no tomaba medicamentos, no había tenidos golpes en la cabeza y nunca había sido hospitalizada. Por obvias razones, al ser una persona sana, le preocupaba mucho este síntoma, aunque lo tomaba con calma. Le ordené una resonancia cerebral y de columna contrastada, cuyo resultado fue normal; exámenes de sangre que también salieron normales y hasta una electromiografía de las extremidades para ver los nervios periféricos, pero al igual que los anteriores exámenes salió normal. Lo único que encontré positivo en sus exámenes fue el hígado graso y los triglicéridos un poco elevados. Ella seguía demostrando mucha tranquilidad, pero yo sí estaba muy preocupado por su sintomatología y porque no encontraba un diagnóstico, pero luego recordé que los episodios de parestesia se le quitaban tomando naproxeno, entonces procedí a hacer una prueba terapéutica con ella que a la vez sirve de diagnóstico. Inicié tratamiento con un medicamento antihipertensivo, que se da como segunda línea de manejo en personas con migraña. Gladys tomó una tableta diaria durante 3 meses y después de este tiempo regresó con buenas noticias. No tuvo ningún episodio de adormecimientos mientras tomó el medicamento. Para seguir con ese proceso terapéutico y a la vez diagnóstico le quité el antihipertensivo, pero aparecieron de nuevo las parestesias con las mismas características. Entonces ella reinició el tratamiento por su propia cuenta y sin mi visto bueno. Aunque tomamos la decisión de mantener el tratamiento durante seis meses continuos, ella regresó a consulta después de este tiempo con la noticia de que no tenía parestesias, seguía tomando el medicamento y no pensaba dejarlo. Fue muy difícil lograr que lo suspendiera.

Aparte de las parestesias, Gladys tenía cifras tensionales ligeramente elevadas, sobrepeso, un índice de grasa corporal bastante alto, dificultad para conciliar el sueño y ronquidos muy fuertes que la despertaban durante la madrugada. De acuerdo con lo anterior, tuvimos que hacer muchos cambios en sus hábitos. Ella jamás se imaginó que el gimnasio se iba a convertir en la nueva pasión de su vida. Gracias a eso bajó su índice de grasa corporal, ya no roncaba tan fuerte, logró dormir mejor, no tenía hígado graso y los niveles de triglicéridos se normalizaron. Después de un año en ese proceso de tratamiento por fin suspendió el antihipertensivo y nunca más volvieron las parestesias en su cuerpo.

Gladys tenía una forma de presentación poco común de la migraña, que puede aparecer en personas mayores de 50 años, y es la llamada aura sin cefalea. En estos casos el paciente siente el aura, pero esta no viene acompañada de dolor de cabeza. Es un tipo de migraña bastante rara, pero el tratamiento es igual al de los demás tipos de migraña. Son más fáciles de tratar, pero mucho más difíciles de diagnosticar.

COVID Y MIGRAÑA

Aquí no te puedo contar un caso en especial, porque todos lo fueron. Y como no hay una enfermedad igual en dos personas, la infección por SARS-Cov2 no fue la excepción. El 90 % de las personas que vi por enfermedad consecuencia del covid-19 quedaron con cefalea como secuela. Algunos de ellos cursaron como una nueva cefalea y a otros se les exacerbó una cefalea ya existente. Esto es lo que se denomina síndrome poscovid o covid residual. Para aclarar, la denominación internacional del virus es SARS-Cov2 y la enfermedad que produce este microorganismo se llama covid-19.

Para entender un poco acerca del covid-19 o de las infecciones, te voy a hacer la siguiente analogía. Imagina que a tu casa entra un ladrón a las 2 de la madrugada queriendo llevarse tus pertenencias, pero con tan mala suerte que justo te levantas al baño y te das cuenta de la presencia del ladrón en el jardín de tu casa, en el momento mismo en que iniciaba la huida intentando saltar el muro hacia el patio del vecino. Te llenas de valor y empiezas a buscar cualquier elemento para hacerle daño y evitar que se escape. De la misma manera el ladrón te ataca lanzándote los mismos objetos que te robó. Después de varios minutos de lucha entre el ladrón y tú, este sujeto se queda sin que aventarte y toma una piedra del jardín y te la lanza. Tú la esquivas, pero ella golpea los platos de la cocina y los quiebra todos. Y así, en el enfrentamiento entre el ladrón y tú se van rompiendo muebles, paredes y todo tipo de objetos. El ladrón logra huir sin que lo capturen, pero tu casa ha quedado destruida. Hay partes con daños mayores que otras, pero, en general, el panorama es terrible. Te va a tomar muchos meses y mucho dinero volver a arreglar todo. Después de un gran esfuerzo logras dejar tu casa tal como antes del lamentable suceso.

Lo mismo sucede cuando ingresa un microorganismo patógeno a tu cuerpo. Una vez te infecta el virus, tu sistema inmune le presenta todo un ejército de defensas que lo atacan a través de un arma química llamada inmunoglobulinas, pero en esta guerra interna que hay con el virus, no solo afecta al virus, sino que la propia respuesta inflamatoria de ataque del sistema inmune destruye otras células del cuerpo. Es esta respuesta inflamatoria la que te lleva a generar síntomas como la fiebre, la cefalea, el malestar, la fatiga, la somnolencia o la pérdida del apetito. Cuando se logra eliminar el virus del cuerpo, quedan muchos síntomas por el daño que dejó en tus órganos y repararlos tomará tiempo. Esa es la razón por la cual las personas que cursaron con la enfermedad por covid-19 quedaron con tantas secuelas: lo que se llama "síndrome poscovid". Dentro de este covid residual, la cefalea es la más común y no tiene un patrón específico. Usualmente es un dolor difuso en toda la cabeza. A veces se puede parecer a la migraña o exacerbar una migraña que ya tenía el paciente. Otro de los síntomas frecuentes del síndrome poscovid es el insomnio, la depresión, la fatiga, el déficit de memoria, la ansiedad, el temblor y los trastornos del movimiento. No hay un tratamiento específico para esta secuela, sino que hay que identificar cuál es el síntoma que más afecta la calidad de vida del paciente. Por ejemplo, si tiene insomnio, se busca un sedante para que pueda conciliar el sueño, o si tiene cefalea intensa se le deja un neuromodulador para aliviar el dolor de cabeza. En el caso de las cefaleas poscovid me ha costado muchísimo poder tratarlas; son cefaleas frecuentes, diarias, constantes, intensas y no responden de inmediato a los neuromoduladores. A veces me ha ayudado más manejar otros síntomas y entonces a los pacientes se les quita la cefalea. El síndrome poscovid es un tema denso, porque es una enfermedad que aún no conocemos del todo y cada día salen nuevos estudios con nuevas recomendaciones.

Casi todos estos pacientes con poscovid quedan muy ansiosos y llegan a mi consulta con el afán de que les haga muchos exámenes para ver qué es lo que tienen. Claro, los exámenes ayudan al proceso diagnóstico, pero no son la solución absoluta al problema. Especialmente llegan pidiendo que les haga algún tipo de imagen cerebral, como tomografía de cráneo o resonancia cerebral, pero la realidad es que ese tipo de estudios no están indicados en todos los casos.

Acá te dejo las recomendaciones para saber a quién se le debe hacer un estudio de imagen cerebral cuando cursa con cefalea. Estos son los signos de alarma o banderas rojas:

- Extremos de la vida, o sea, personas mayores de 50 años o menores de 18
- Cefalea súbita, es decir, que una persona experimenta una cefalea por primera vez en su vida, cuya máxima intensidad aparece en menos de un minuto
- Cambio en el patrón de cefalea. El paciente venía con un dolor de cabeza en la frente cada semana y ahora el dolor es occipital y diario.
- Toda cefalea que curse con fiebre requiere siempre un estudio de imagen cerebral y además una punción lumbar.
- Cuando hay un déficit neurológico focal, por ejemplo, alteración en la agudeza visual, debilidad en alguna parte del cuerpo, parestesias, dificultad para hablar, etc.
- Cefalea que se acompaña de síntomas sistémicos como pérdida de peso, fiebre, taquicardia y debilidad, entre muchos
- Presencia de alteración de conciencia y cefalea
- Persona con VIH que experimente cualquier tipo de cefalea
- Toda persona con una enfermedad crónica y grave de base, como cáncer o enfermedades autoinmunes

En cualquiera de los casos anteriores se debe hacer un estudio de imagen cerebral. Ya queda a decisión del médico tratante escoger cuál es el estudio que le conviene al paciente.

MIGRAÑA-*LIKE*

Pienso que hay algo peor a tener una enfermedad crónica y es tener un diagnóstico de una patología equivocada. Aunque te suene extraño, esto es más común de lo que puedas imaginar, pero no es porque seamos malos médicos, lo que sucede es que la medicina es inexacta. Nos faltan más exámenes que sean exactos y con menor rango de error. Como los estudios clínicos y paraclínicos son hechos por humanos, pues existe el rango de error y es muy común. Ya te había mencionado que no existe una prueba diagnóstica para confirmar la migraña. También hay que tener en cuenta que así se tenga a la migraña como diagnóstico confirmado, no siempre un dolor de cabeza en esa persona va a ser por migraña.

Leidy, de 22 años, llegó a mi consulta por una cefalea de un año de evolución. El dolor era en la parte frontal derecha y lo describía como si le pulsara la cabeza. Venía remitida con diagnóstico de migraña. Había recibido varios tratamientos profilácticos para esta patología, pero ninguno había servido. Hubo algo que vi en Leidy que me llamó mucho la atención y es que su ojo derecho se veía más apagado. Eso en medicina se llama ptosis. El párpado derecho estaba levemente caído, lo que me llevó a hacerle muchas preguntas sobre su estado de salud. En efecto empecé a notar algunos cambios que no eran normales, como caída del cabello, insomnio, ansiedad y depresión. Ante la presencia de todos estos síntomas no dudé en enviarle una resonancia cerebral que evidenció un área de infarto pequeño a nivel del mesencéfalo. Con este resultado me temía lo peor y solicité estudios de autoinmunidad y la remití a una valoración de Reumatología, que es la especialidad de las enfermedades autoinmunes[*].

Reumatología valoró a Leidy, hizo un estudio completo de su estado inmunológico y confirmó lo que yo sospechaba. En septiembre del año 2021 a Leidy le diagnosticaron una enfermedad sistémica crónica de tipo autoinmune llamada lupus eritematoso sistémico. Recibir este diagnóstico fue duro y más cuando previamente estaba completamente sana, gozaba de buena salud

---

[*]   Enfermedades en donde las defensas empiezan a atacar los tejidos y órganos del propio cuerpo.

y nunca había tomado medicamentos de manera crónica. Sus idas al médico habían sido por varicela y una intoxicación alimentaria.

Leidy es un caso típico de migraña-*like*. Se trata de dolores de cabeza muy parecidos a la migraña, casi idénticos, pero secundarios a otra enfermedad que usualmente es de tipo autoinmune. Se pueden dar tratamientos profilácticos para migraña, pero su mejoría se verá solo cuando se trate la enfermedad de base, en este caso el lupus eritematoso sistémico.

Leidy recibió terapia inmunomoduladora con el fin de disminuir el ataque del sistema inmune hacia sus órganos. Y como a mí me encanta la medicina funcional, pues también recomendé cambios en sus hábitos. La alimentación es fundamental en este caso. Estuve casi un año en tratamiento con ella, le dejé un neuromodulador que le mejoró el ánimo también, e incluso me tocó hacerle un bloqueo mioneural porque el dolor era tan seguido que le había ocasionado sensibilización periférica (este término ya te lo había explicado). Pasado ese tiempo le di de alta por Neurología y hoy en día sigue con su tratamiento inmunomodulador, pero con una menor dosis. Pasó de tomar cinco medicamentos a solo dos. Ahora goza de una mejor salud y estos son los casos que me llenan de satisfacción. Ella solita lo hizo todo.

Causas de migraña-*like*:

- Enfermedades autoinmunes como lupus eritematoso sistémico o síndrome de Sjögren
- Trauma craneoencefálico
- Abuso de analgésicos, como AINES
- Consumo de medicamentos como antihipertensivos, opiáceos o corticoides

CAFEÍNA

Yo tomo café en la mañana de lunes a viernes, ya es parte de mi rutina. Lo hago en prensa francesa y utilizo el mejor café del mundo, no es propaganda y no es porque sea de mi país, pero el café de Juan Valdez es el mejor del universo. Los fines de semana a veces no lo tomo, pero cuando dejo de tomarlo entre semana aparece un dolor de cabeza bien fuerte que solo se me quita con una taza de café. Mientras escribía este libro hubo en Colombia una ola invernal bien fuerte que cobró la vida de varias personas. El caso más sonado fue un carro en Medellín que quedó atrapado en un deprimido y en el que fallecieron las tres personas que iban a bordo. Este tipo de noticias nos afectan de una manera negativa, lo que permite que nuestras defensas disminuyan y eso facilita las infecciones de vías respiratorias. Existe la idea falsa de que si te mojas te da gripa. Pero no es el agua lo que enferma, lo que pasa es que en las temporadas de invierno hay menos sol y eso nos deprime un poco, nos baja las defensas y pasamos mucho tiempo en lugares más encerrados. Todo esto lo aprovechan los microorganismos, como bacterias o virus, y fácilmente nos infectan a través de las gotitas de agua. Como toda enfermedad, una gripe también es multifactorial.

Por esa misma época yo pasaba por un episodio de rinofaringitis, o sea gripe o resfriado común, pero nunca me había dado un malestar tan fuerte como ese, que me mandó a la cama con fiebre de 39 grados centígrados y dolor en todo el cuerpo. La primera noche con rinofaringitis no pude dormir bien, al día siguiente me levanté de la cama solo para comer y hacer mis necesidades fisiológicas. Me sentía tan enfermo, que no hice mi taza de café diaria y ese mismo día en la tarde me comenzó un dolor de cabeza muy intenso, en serio, muy intenso, al punto de que llegué a pensar que me estaba dando meningitis. Fue tanto el susto por la cefalea, que empecé a planear la forma de irme a la clínica donde trabajo para hospitalizarme, y justo cuando ya iba a llamar a mi colega neurólogo para que me hiciera una punción lumbar, me acordé de que no había tomado café en todo el día. Me calmé un poco, sonreí (por dentro porque no tenía ni alientos de reírme) y me dije a mí mismo: "¡Estás adicto al café! Tómalo y con eso te pasa el dolor de cabeza". Efectivamente, solo fue hacer una taza pequeña de café, o "tinto", como le decimos en Colombia, tomármelo lentamente, y con los primeros sorbos ya empezó a disminuir el dolor hasta que se me quitó la cefalea.

La cafeína es uno de los mejores analgésicos que existen y esa es la razón por la cual se vende como medicamento para el dolor, usualmente en adición con otros analgésicos como el acetaminofén, la aspirina o la ergotamina, pero hay un precio que pagar, bien alto, por tan buen analgésico. Te lo voy a explicar en la siguiente historia. Busca café y atento a la lectura.

Susana llevaba 17 años con diagnóstico de migraña. Tenía dos tipos de dolor de cabeza. El primero era en la región frontal y temporal de la cabeza de forma bilateral, tipo punzante, casi a diario, pero en el último año el dolor se volvió diario y de gran intensidad. El segundo dolor era en el lado derecho de su cabeza, se acompañaba de náuseas, vómitos y fotofobia. A veces era tan fuerte, que le tocaba ir a Urgencias para que le aliviaran el dolor con analgésicos intravenosos. Me contó que gran parte de sus familiares mujeres, sus tías y primas, sufrían de migraña. No tenía ninguna enfermedad de base, era una mujer delgada, con muy buenos hábitos, se preocupaba mucho por su alimentación e iba mínimo tres veces a la semana al gimnasio. Además, tenía muy buen patrón de sueño y cuando la examiné no encontré ninguna alteración en su cuerpo ni en sus parámetros vitales, como presión arterial o frecuencia cardiaca. Traía una carpeta con un montón de exámenes que se había hecho durante todos estos años de diagnóstico de migraña: tomografía de cráneo, resonancia cerebral, electroencefalograma, hemograma, uroanálisis, perfil lipídico, glicemia en ayunas, etc., pero, la verdad, no se evidenció que sus exámenes estuvieran alterados.

Su dolor de cabeza era muy fuerte en la mayoría de los episodios y había pasado por todos los analgésicos que existen en el mercado. En vista de eso, su hermana, que vive en los Estados Unidos, le envió un medicamento que tiene acetaminofeno, aspirina y cafeína, pero a sus 53 años el dolor se había vuelto diario y por más que tomara el medicamento que la hermana le había enviado el dolor continuaba. Estuvo con varios neurólogos, quienes le formularon medicamentos profilácticos para la migraña. Ella me comentó que lo único que más o menos lograba controlar el dolor era esa pastilla con acetaminofén, aspirina y cafeína; que había probado de todo, pero que solo eso le funcionaba, aunque parcialmente. Ese comentario me hizo sospechar que tenía una dependencia o adicción a ese medicamento, entonces decidí retirar la pastilla súbitamente y dejar un tratamiento profiláctico. Una semana después Susana entró a mi consulta sin cita previa, muy desesperada, y me dijo que el dolor de cabeza era insoportable y que se vio obligada a tomar nuevamente el medicamento. No necesité de exámenes ni más datos para darme cuenta de que tenía una adicción a la pastilla. Nos tocó hacer un descenso lento del medicamento y duramos casi un año eliminando la dependencia al analgésico.

Es curioso que en el último consenso de migraña europeo recomienden retirar el analgésico súbitamente si se tiene dependencia al medicamento, pero en la mayoría de los pacientes que veo con adicción a los analgésicos es muy difícil hacerlo así. Usualmente me tomo varios meses para quitarles la pastilla. Yo pienso que eso es difícil hacerlo si consumes medicamentos con alto potencial adictivo, como aquellos que traen cafeína, ergotamina u opiáceos.

Si tienes migraña no te recomiendo el consumo de café ni de medicamentos con cafeína, por su alto riesgo de adicción. Además, una persona con migraña que tiene ingesta de más de tres tazas de café al día tiene una mayor probabilidad de hacer una migraña crónica. El café no es malo en sí, pero no es beneficioso ni recomendable para todo el mundo, así como tampoco es bueno su consumo en exceso.

Para cerrar, te dejo algunas frases que evito usar con las personas que tienen migraña en mi consulta:

- Te tienes que acostumbrar al dolor de cabeza.
- Ese dolor es normal.
- Esa pastilla es para toda la vida.
- No puedes hacer esto o aquello.
- No puedes comer estos alimentos o bebidas.

Si alguno de los pacientes que veo en la tercera consulta no nota ningún cambio hacia la mejoría, puede recurrir a las siguientes alternativas:

- Pedir otros exámenes
- Reevaluar el diagnóstico
- Solicitar concepto de otro neurólogo
- Pedir una junta médica

CAPÍTULO 8

Diario de migraña

Una dificultad frecuente a la hora de evaluar a un paciente con dolor de cabeza es el sesgo de memoria. Es muy difícil que una persona se acuerde de todas las características de sus síntomas en una sola consulta, en especial en la primera valoración que se le hace por consulta externa. Las principales preguntas que hago al paciente con cefalea o cualquier tipo de dolor son:

- ¿Cuándo empezó el dolor?
- ¿Cada cuánto da?
- ¿A qué hora del día aparece el dolor?
- ¿Cuánto dura?
- ¿Qué parte de la cabeza duele?
- ¿Cómo es el dolor?
- ¿Duelen otras partes del cuerpo?
- ¿Qué otros síntomas están asociados a la cefalea o qué otros síntomas aparecen en el momento del ataque de migraña?
- ¿Qué alivia el dolor y qué lo empeora?
- ¿Qué desencadena el dolor?

También necesito todos los datos de la historia clínica, como antecedentes personales o familiares, y la revisión por sistemas. Es bien complicado que cada uno de nosotros pueda responder a estas preguntas de manera precisa. Lo más común es que reciba respuesta cargadas de mucha subjetividad y poca exactitud.

Teniendo en cuenta el sesgo de información y que el dolor no lo podemos medir o cuantificar, es importante tener un diario de migraña que nos permita tener un aproximado fiel a la realidad sobre las características del dolor. Esto nos ayuda al diagnóstico y a ver si el tratamiento viene funcionando o no. El diario también nos ayuda a identificar todos los tipos de dolores de cabeza por los cuales consulta la persona, para saber cuál es el que más afecta la calidad de vida y cuál es el más frecuente. También nos permite identificar posibles desencadenantes o agravantes. En conclusión, el diario de migraña ayuda tanto al diagnóstico como al tratamiento de la migraña, así que es importante su elaboración cuando no encuentras mejoría a tu enfermedad.

Yo _____
me comprometo a quitar la migraña de mi vida.

Mes: _____

1	2	3	4	5	6	7
8	9	10	11	12	13	14
15	16	17	18	19	20	21
22	23	24	25	26	27	28
29	30	31				

Tipo de dolor:
1. Pulsátil – 2. Opresivo – 3. Punzante – 4. Quemante
5. Eléctrico – 6. Sordo – 7. Otro

Ubicación del dolor:
A. Unilateral   – B. Bilateral
C. Hemicráneo   – D. Toda la cabeza

Síntomas asociados
I. Náuseas o vómitos   – II. Fotofobia
III. Fonofobia   – IV. Osmofobia

Medicamento tomado y si mejora o no: (Ejemplo: Ibuprofeno: si - Naproxeno: no)

_____

Duración del dolor: (Minutos, horas o día)

_____

Mes: _____

1	2	3	4	5	6	7
8	9	10	11	12	13	14
15	16	17	18	19	20	21
22	23	24	25	26	27	28
29	30	31				

Tipo de dolor:

1. Pulsátil – 2. Opresivo – 3. Punzante – 4. Quemante
5. Eléctrico – 6. Sordo – 7. Otro

Ubicación del dolor:

A. Unilateral – B. Bilateral
C. Hemicráneo – D. Toda la cabeza

Síntomas asociados

I. Náuseas o vómitos – II. Fotofobia
III. Fonofobia – IV. Osmofobia

Medicamento tomado y si mejora o no: (Ejemplo: Ibuprofeno: si - Naproxeno: no)

_____

Duración del dolor: (Minutos, horas o día)

_____

Mes: _____

1	2	3	4	5	6	7
8	9	10	11	12	13	14
15	16	17	18	19	20	21
22	23	24	25	26	27	28
29	30	31				

Tipo de dolor:
1. Pulsátil – 2. Opresivo – 3. Punzante – 4. Quemante
5. Eléctrico – 6. Sordo – 7. Otro

Ubicación del dolor:
A. Unilateral – B. Bilateral
C. Hemicráneo – D. Toda la cabeza

Síntomas asociados
I. Náuseas o vómitos – II. Fotofobia
III. Fonofobia – IV. Osmofobia

Medicamento tomado y si mejora o no: (Ejemplo: Ibuprofeno: sí - Naproxeno: no)

_____

Duración del dolor: (Minutos, horas o día)

_____

Mes: _____

1	2	3	4	5	6	7
8	9	10	11	12	13	14
15	16	17	18	19	20	21
22	23	24	25	26	27	28
29	30	31				

Tipo de dolor:
1. Pulsátil – 2. Opresivo – 3. Punzante – 4. Quemante
5. Eléctrico – 6. Sordo – 7. Otro

Ubicación del dolor:
A. Unilateral – B. Bilateral
C. Hemicráneo – D. Toda la cabeza

Síntomas asociados
I. Náuseas o vómitos – II. Fotofobia
III. Fonofobia – IV. Osmofobia

Medicamento tomado y si mejora o no: (Ejemplo: Ibuprofeno: si - Naproxeno: no)

_____

Duración del dolor: (Minutos, horas o día)

_____

Mes: _____

1	2	3	4	5	6	7
8	9	10	11	12	13	14
15	16	17	18	19	20	21
22	23	24	25	26	27	28
29	30	31				

Tipo de dolor:
1. Pulsátil – 2. Opresivo – 3. Punzante – 4. Quemante
5. Eléctrico – 6. Sordo – 7. Otro

Ubicación del dolor:
A. Unilateral – B. Bilateral
C. Hemicráneo – D. Toda la cabeza

Síntomas asociados
I. Náuseas o vómitos – II. Fotofobia
III. Fonofobia – IV. Osmofobia

Medicamento tomado y si mejora o no: (Ejemplo: Ibuprofeno: si - Naproxeno: no)

_____

Duración del dolor: (Minutos, horas o día)

_____

Mes: _____

1	2	3	4	5	6	7
8	9	10	11	12	13	14
15	16	17	18	19	20	21
22	23	24	25	26	27	28
29	30	31				

Tipo de dolor:
1. Pulsátil – 2. Opresivo – 3. Punzante – 4. Quemante
5. Eléctrico – 6. Sordo – 7. Otro

Ubicación del dolor:
A. Unilateral – B. Bilateral
C. Hemicráneo – D. Toda la cabeza

Síntomas asociados
I. Náuseas o vómitos – II. Fotofobia
III. Fonofobia – IV. Osmofobia

Medicamento tomado y si mejora o no: (Ejemplo: Ibuprofeno: si - Naproxeno: no)

_____

Duración del dolor: (Minutos, horas o día)

_____

CONCLUSIONES

En este libro lo único que buscamos fue brindarte herramientas y explicarte cómo funciona el cerebro, cuáles son las posibles causas de tus dolores de cabeza y todo lo relacionado con el tema.

Junto al doctor Bello, nos unimos como médico, terapeuta y, en mi caso, también como paciente para demostrarte que los dolores de cabeza sí se pueden erradicar y que no estás destinado a vivir con migraña o dolor todos los días. De igual forma, viste a través del libro y de las historias, no solo la mía sino las de otras personas, cómo un proceso bien tratado desde diferentes aristas puede ser un caso de éxito.

Yo siempre insisto en que si un dolor llega a nuestra vida es porque necesitamos sanar algo, y si ese dolor se empeña en quedarse y no quiere irse, es porque no nos damos cuenta de que no hemos hecho todo lo suficiente para nuestra sanación, quizás sí física pero no emocional. Como lo dije en reiteradas ocasiones, cuando la enfermedad llega a tu puerta, recíbela, acógela y escúchala, hay algo que quiere decirte, pero quizás estás tan ocupado en tu día a día que no te has dado cuenta de que algo está mal. Una enfermedad no llega así como así a tu vida, es una mensajera.

Yo quise hacer el experimento conmigo misma para comprobarme y comprobarte que sí se puede y lo logré. En estos meses de trabajo con la guía del doctor Bello, más mis conocimientos de alimentación y biosanación, pude mejorar mis dolores de cabeza en un 100 %, y hoy en día cuando los padezco es porque o me salgo de la dieta o no puedo gestionar mis emociones, algo que es normal porque soy humana, tengo bastantes responsabilidades personales y laborales, y a veces "se me chispotea" y me dan las migrañas.

Este libro es un regalo para ti, si sufres de dolor de cabeza. Y si conoces a alguien que también lo padezca, regálaselo y demuéstrale que sí hay sanación. Simplemente necesitamos dar con el médico indicado, tener fe en el proceso y llevar a cabo cada una de las indicaciones al pie de la letra, para comprobarnos a nosotros mismos que ese dolor de cabeza y su mensaje ya no son necesarios, que aprendimos todo lo que necesitamos, pero ya no más.

He visto a montones de pacientes con dolor de cabeza desde que me desempeño como neurólogo. La mayoría han ido de médico en médico sin encontrar solución alguna a su problema de migraña. Todos los días oigo testimonios de pacientes a quienes les han dicho en otras consultas que deben acostumbrarse a su dolor de cabeza. Son ellos quienes me impulsan a querer combatir esta enfermedad y a educar a las personas acerca de ella. Esa es la razón por la que escribí con Carolina este libro que acabas de leer, y que para mí es una obra de arte, acerca del proceso de sanación de la migraña y la cefalea.

Espero que te haya quedado muy claro que la migraña es un problema que tiene solución, que el poder para ponerle final a esta enfermedad está en tus manos. Que tu vida no puede girar alrededor de un dolor de cabeza. También quiero que seas muy consciente de que el camino no es fácil, que este no es un problema que se pueda solucionar con pastillas mágicas ni bebedizos milagrosos. La clave está en la introspección, es decir, en aprender a conocerse a uno mismo y a su cuerpo, y en ser paciente.

Cada caso de dolor de cabeza es diferente. Estoy seguro de que disfrutaste de las historias que aparecen en estas páginas y que tenían como objetivo demostrarte que todas tuvieron finales felices. Pero, y esto es importante, cada una es única. Y ten en cuenta que la tuya es única también, por eso es importante que te empoderes para encontrar una solución efectiva para tu malestar.

Disfruté mucho al escribir este libro. Ahora, al leerlo, tú también haces parte de él, por eso quiero dedicarlo a ti, que sabes lo dolorosa e incapacitante que puede ser esta enfermedad, igual que Carolina. Este libro ya tiene tu nombre. Comienza a llenar el diario de migraña que te dejamos y comprométete contigo mismo a superar esta enfermedad. Ayuda también a que otros lo hagan. Gracias, Aura, por sanar, gracias, Caro, por haberme escogido como tu médico y gracias a ti por leer este libro que esperamos te ayude a cambiar tu vida.

Bibliografía

LIBROS Y PUBLICACIONES PERIÓDICAS

Aguilar-Shea, A. L., Membrilla, J. A. y J. Diaz-de-Terán. Migraine Review for General Practice. *Aten Primaria*. Febrero del 2022;54(2):102208. doi: 10.1016/j. aprim.2021.102208. Epub 16 de noviembre del 2021. PMID: 34798397; PMCID: PMC8605054. Consultado en: https://www.ncbi.nlm.nih.gov/pmc/articles/PMC8605054/

Asociación de Trastornos Vestibulares publicación S-17: Consideraciones alimenticias con Hydrops endolinfáticos secundarios, enfermedad de Ménière y migraña vestibular. En: Smith, Britta. *Alimentos detonadores de una migraña*. Alexandría, VA: Asociación Americana de Fisioterapia, Sección de Neurología, 2010. Consultado en: https://www.neuropt.org/docs/vsig-spanish-pt-fact-sheets/migraine_diet_triggers_spanish.pdf y https://www.migrainedisorders.org

Bóveda, E. *et al*. Cefaleas. *Farmacia Profesional*. Enero del 2023;17(1). Consultado en: https://www.elsevier.es/es-revista-farmacia-profesional-3-articulo-cefaleas-13042398

Eigenbrodt, A. K. *et al*. Diagnosis and Management of Migraine in Ten Steps. *Nat Rev Neurol*. 2021;17:501-514. Consultado en: https://doi.org/10.1038/s41582-021-00509-5 y https://www.nature.com/articles/s41582-021-00509-5

Grupo de Estudio de Cefaleas de la Sociedad Andaluza de Neurología (SANCE). *Guía práctica de cefaleas SANCE 2021*. ISBN: 978-84-09-19257-1. Consultado en: https://www.saneurologia.org/wp-content/uploads/2021/02/Guia-Pr%C3%A1ctica-Cefaleas-SANCE-2021.pdf

Headache Classification Committee of the International Headache Society (IHS). The International Classification of Headache Disorders (3.ª ed.). *Cephalalgia*. Enero del 2018;38(1):1-211. doi: 10.1177/0333102417738202.

PMID: 29368949. Consultado en: https://journals.sagepub.com/doi/epub/10.1177/0333102417738202

Herdman, S. J. *Rehabilitación Vestibular* (2.ª ed.). Filadelfia: FA Davis Co., 2000.

Hyman, Mark. *Come grasa y adelgaza*. Barcelona: Grijalbo, 2016.

Kresser, Chris. *The Paleo Cure*. Nueva York: Hachette Book Group, 2013.

Lasprilla Rodríguez, Andrea. *Escucha tu cuerpo: Un viaje diario a tu interior*. Barranquilla: Litoimpresores, 2020.

Muñoz, Joe *et al.*, Consenso de expertos de la Asociación Colombiana de Neurología para el tratamiento preventivo y agudo de la migraña. *Acta Neurol Colomb*. 2014;30(3):175-185. Consultado en: http://www.scielo.org.co/pdf/anco/v30n3/v30n3a08.pdf

Musubire, A. K. Cytokines in Primary Headache Disorders: A Systematic Review and Meta-analysis. *J Headache Pain*. 4 de abril del 2023;24(1):36. doi: 10.1186/s10194-023-01572-7. PMID: 37016284; PMCID: PMC10071234. Consultado en: https://thejournalofheadacheandpain.biomedcentral.com/articles/10.1186/s10194-023-01572-7

Rothner, A. D. Migraine Variants in Children. *Pediatr Ann*. 1.° de febrero del 2018;47(2):e50-e54. doi: 10.3928/19382359-20180126-02. PMID: 29446794. Consultado en: https://journals.healio.com/doi/10.3928/19382359-20180126-02?url_ver=Z39.88-2003&rfr_id=ori:rid:crossref.org&rfr_dat=cr_pub%20%200pubmed

Sanín, L. C. y Y. Takeuchi (ed.). *Cefalea y dolor craneofacial*. Bogotá: McGraw-Hill Interamericana S. A., 2000.

Santos-Lasaosa, S. *et al.*, CGRP en migraña: De la fisiopatología a la terapéutica. *Neurología*. 2022;37(5):390-402, ISSN 0213-4853. Consultado en: https://doi.org/10.1016/j.nrl.2019.03.013 y https://www.sciencedirect.com/science/article/pii/S0213485319300751

Schürks, M. *et al.*, Migraine and Cardiovascular Disease: Systematic Review and Meta-analysis. *BMJ* 2009;339:b3914. doi:10.1136/bmj.b3914. Consultado en: https://www.bmj.com/content/bmj/339/bmj.b3914.full.pdf

Shah, D. R., Dilwali, S. y D. I. Friedman. Migraine Aura Without Headache [corrected]. *Curr Pain Headache Rep*. 17 de septiembre del 2018;22(11):77. doi: 10.1007/s11916-018-0725-1. Erratas en: *Curr Pain Headache Rep*. 20 de octubre del 2018;22(12):85. PMID: 30225597. Consultado en: https://link.springer.com/article/10.1007/s11916-018-0725-1

Shea, M. Kyla *et al.* Brain Vitamin D Forms, Cognitive Decline, and Neuropathology in Community-dwelling Older Adults. *Alzheimer´s and Dementia*. 7 de diciembre del 2022. Consultado en: https://alz-journals.onlinelibrary.wiley.com/doi/10.1002/alz.12836

Vilanova i Pujo, Joan Marc. *Diccionario de biodescodificación*. Formato digital, 2013.

EN INTERNET

https://www.saludricard.com/descodificacion-cefalea-migrana-dolor-de-cabeza/

https://www.dsalud.com/noticias/aseguran-que-la-migrana-es-de-origen-digestivo-en-la-gran-mayoria-de-los-casos

https://www.psicosesion.com/biodescodificacion-dolor-garganta/

https://reconexionancestral.com/2020/01/20/biodescodificacion-de-las-hemorroides/

http://altmedicine.about.com/od/popularhealthdiets/a/migrainediet.htm

http://www.lacajadepandora.eu/